精神科における
予診・初診・初期治療

笠原　嘉

星和書店

序　文

この小冊子の初版は昭和55年（1980年）で、当時私は大学の教師だった。

精神科医は診療室でどうすれば心の症状を短時間にうまく診断できるか。またその知見を薬物が不可欠になった現代の治療にどう繋ぐか。そういうことを考えるのが比較的好きで「自分のラボは（研究室ではなく）診察室だ」などと豪語（？）していた。当時薦められるままに、自己流を（大して恥とも思わず）入門書に仕立てたのが本書である。

心掛けたのは、言外のコツをできるだけ言葉にすること、そして日本の外来に合うやり口を考えること、その2点だった。さいわい二十数年後の今日、星和書店から再刊されることになった。感謝する。

＊　＊　＊

ふりかえってみると、本書の初版の出た昭和55年は折しも米国のDSM－Ⅲが出版され、精神科の診断に新風が吹き始めた記念すべき時代でもあった。心の症状といえども、できるだけチェックリストを使って客観性を重んじて問診し、世界各地での比較に備える。やがてICD－10がこれに加わって、お役所関係の書類も新しい耳慣れない病名に変わっていった。四半世紀たつ今日、読者の多くはこの流儀に多分もう慣れておいでだろう。世界中に通用する同一の病名を使って国際比較をし、あるいは慢性疾患の長い経過を追跡することは、もとより科学としての精神医学の悲願で、そのことを筆者もまた評価する１人である。

しかし、一対一の精神科診察室での治療にどれほど役立ったであろうか。必ずしも画期的な進歩をもたらしたとはいえないように思う。ここには、20世紀の主として欧州で発達し日本でブラッシュ・アップされた見方を少々ブレンドした方がよい、というのが筆者の結論である。

診察室で人間の「全体」を捕らえようとするなら、欧州の方法の方が優れているのではないか。チェックリストで「部分」をつめながら、同時に「全体」にも目をやる。それがただいまのところ、日本の診察室でできるベストのお作法だろうと思う。

＊　＊　＊

平成９年に一度小修正を加えたことがあったが、このたび、街角のメンタル・クリニックでの経験を、少し書き足した。基本的には１人で予診をとり初診し再診し、ときに家族にも頻回にあいながら、１年とか２年の単位で経過を追う。街角のクリニックのこのやり方は大病院でのそれと少し違う。私の経験に欠けている児童期、老年期については今後書きくわえていただくことを期待する。

本書はもとより教科書ではない。気軽にお読み下さり、仲間との座談のテーマを１つでも２つでも見いだしていただければ、老医としては光栄至極である。

平成18年秋　　　　　笠原　嘉

目　次

第3章　初期治療

第1章

予　診

1. はじめに

教育に長年たずさわった立場上、予診者の記入したカルテに眼を通してから、病人に会うことが多かった。当然のことながら予診がよくとれていると大変たすかる。診断がつきやすい。診断が早くつけば、その分だけ限られた初診用の時間を治療のために割りふれる。その治療も、予診を通じて病人のバックグラウンドがわかっているほど、適確度をますことはいうまでもない。

予診をとる人の方はそれほどに思わず、ひょっとすると下請け仕事とさえ感じているかもしれないが、そうでない証拠としては、たくさん記入されているわりには役に立たない予診があること、臨床経験に比例して予診のとり方が上手になること、をあげるだけでよいだろう。たしか米国での見聞として留学経験者からきいたのだったと思うが、そこでは予診をとるのは必ず上級医師であって、決してフレッシュマンのする仕事ではなかったという。予診といっても日本でわれわれが日常やっているようなものかどうか、ききただすのを忘れたので、比較対照しても意味はなかろうが、予診をとるという仕事が決して末梢的な性質のものでないことを物語る一挿話として、ここに掲げさせていただこう。

予診の出来、不出来を経験するうちに、いつとなく「予診とは」どういうものなのか、どうすればうまくとれるのか等と考えるようになった。自分が予診者になったつもりでカルテに書いてみたりもした。そしてこれがなかなかむつかしい作業であることを、あらためて感じさせられた。それで、機会があれば、一度私の感じるところを文字にしてみることも多少の意味はあろうか、と考えるようになった。本章はその試論のつもりである。

もちろん「私ごのみ」の予診である。健康保険をつかって診療を受けにくる人がかなりの数やってくる外来での予診を想定している。自分からの陳述の可能な年齢の人である。時間は決して十分にない。短時間に有効な予診をとらねばならない。そういう場合を想定している。精神科へ入局してうける教育の順序や内容には、教育施設それぞれによって、かなり差異があろうかと思うが、予診をとることは、まず大ていどこにおいても、フレッシュマンの最初の仕事ではないか。したがって、フレッシュマンに多少のお役に立てば幸いであるし、また経験のある先生方にもこの種の議論のたたき台の１つに加えていただければ、文字通り光栄というものである。また、他科の先生方で、精神面のアナムネーゼをとることに多少ご関心をおもちの方があれば、ご一読たまわり、ご感想、ご叱正をいただければ、ありがたい。精神科医だけでやっているとどうしても独善に流れやすいから。

2．予診のもつ３つの機能

予診とは何か。私の思うには、次の３つの側面ないし機能を含んだ作業である。

（a）上級医師の診察に先立って、プラクチカントが練習の意味で診察し診断を付し、それについて指南を仰ぐ。教育病院では当然この側面が強調される。しかし教育病院でなくとも、またフレッシュマンでなくとも、先輩やときには同僚から指南や示唆をうける一方法として、予診は思わぬ効用をもつように思える。精神科の診察室は原則として密室性が高いから、先輩医師の診察場面に直接触れることはなかなかむつかしい。それだけに、自分が予診をとった病人について「間接」に先輩医師の診察の様子を知り、自分の仕方の軌道修正につかうのは、よい方法と思う。

（b）上級医師の診察の助けになるような情報を彼にかわって蒐集し提供するという機能。これも日常ふつうに行われているところであろう。ただ、これは一見簡単なようで、そうでない。臨床経験がものをいう。センスもいる。先にも述べたが、詳細であればあるほどよいといったものでない。経験とセンスさえあれば、当然のことながら医師でなくともよい。精神科に勤務される臨床心理士や精神保健福祉士の方々も、したがって、早い時期からこの意味での予診をとる修練をはじめられるとよい。

（c）最後は、予診のもつ初回面接（イニシャル・インタビュー）としての側面だろう。日常のわれわれの予診の際にはこの面は他の2面に比し、ともすれば忘却されがちである。しかし、予診者という最初に出会う医療者の一挙手一投足について、病人やその家族がいかに強い関心を払うかは、少し注意すればわかる。この面を優先させれば、当然予診者は上級医師でなければならなくなる。欲をいえば、精神科の予診はこの側面の多少とも配慮されたものであってほしい。同じ神経疾患者、同じてんかん患者、同じ心身症患者の予診をとるにしても、精神科のマナーがほしい。

以上3つを教育的側面、情報提供的側面、初回面接的側面と仮に呼ぼう。第1の教育的側面は、より多く、教育をうけるフレッシュマンや医学生のためのものであり、第2の情報提供は、より多く、短時間に有効な診療をすることを課せられた上級医師のためのものであり、第3の初回面接的側面は、病人とその家族のためのものである。できることなら、この3つの側面ないし機能のすべてが、ほどよく配分された上での予診でありたい。1つの理想である。以下そのつもりで書いていく。

3．予診をとるにあたっての総論的なことがら

この章では、予診をとるに先立ってこちらが留意しておいた方がよいと思われることがらを羅列する。いずれも、経験のある医師なら無意識にやっているところだろう。以下には抜けていることがらが少なくないと思う。ぜひ補足をねがいたい。

① 病人自身に先にあうか、付添者に先にあうか

外来へくる人には大きく分けて3つある。病人自身が1人でやってくる人と、誰かに付添われてくる人と、そして病人のかわりに第三者が相談にこられる場合である。第1の、病人が自分1人できた場合と、第3の、第三者が相談にきた場合は、当然のことながら、やってきたその人から予診をとるしかない。

この2つの場合ははっきりしている。迷うこともない。問題になるのは、第2の、付添のある病人の場合であろう。この場合、本人を先に予診室に招じ入れるべきか、付添人の方を先にすべきか、はたまた、本人も付添人も一緒に入室してもらって、「合同」(conjoint) で面接するべきか。つまらないことのように思われるかもしれないが、私には限られた時間内でとる予診の良否の第一関門は、このあたりへの配慮の有無にあるように思える。少なくとも、精神面に焦点をあわせた予診をとるにはこのあたりへの配慮から入る必要があるのでないか。

みていると、病人自身にあうことを主とし、家人にあうことを従とする予診者がいる。彼らは、内科や外科でのプラクチカントのやり口を踏襲して、自分で試行錯誤的に診断まで付して、上級医師の指南を仰ごうとする。学生のポリクリのときは、注意していないとこういうふうにするのが当然と思っている人が多い。たしかに、予診の教育的側面はこれで十分果されるわけだが、そのかわりもう2つの予診の別の機能、情報提供的側面と初回面接的側面の方は、ともにこの場合十分には配慮されないことになる。たとえば、病識の十分でない統合失調症の状態にある人や、記憶や内省力の衰えている器質性疾患者自身を主たる情報源としたレポートは、それを参考として初診する医師の側からみれば、十分の役にたちかねること往々である。そうすると、診察に際し、もう一度付添の人を招じ入れて予診のとりなおしをしなくてはならなくなる。二重手間である。そのうえ、教育的側面を重視した予診では、正確を期するのあまり病人への治療的配慮の欠けることが多い。配慮されるにしても二の次になりがちである。

では、一転して付添人を先に招じ入れては。

予診の情報蒐集機能を重視する立場からすれば、これが一番穏当だろう。とくに、身近な家人が付添の場合にはそうである。家人がついてくる場合はそれなりの理由があるのがふつうだから、そちらから先に話をきく。本人に会うとしても、家人から得たアウトラインを補足する意味で従とする。たとえば、本人でないとわからない睡眠、食欲、便通、性欲について訊ねるくらいにとどめる。ちなみに、これら４項の情報は、とくに睡眠についての情報は、初診する者にとっては大いにたすけとなるから、ごく簡単に「具合はどうですか」式に補足的に本人に訪ねておいてほしい。原則的には、私はこのやり方を初心者にすすめている。

病人自身を診るのは初診者であって予診者ではないのだから、予診者は予診段階ではそれほど詳しく病人を診ないでもかまわない。とくにアンダーグラデュエイトの学生には私は全く予備診断を要求しない。情報蒐集という側面の方を重視する。彼らがまず学ぶべきは、一人の病人の背後に控える重層的な諸要件だ。生物的、社会的、心理的、実存的諸次元にわたる諸条件に思いをはせることを教えることができれば、精神科のポリクリはまずは成功だと思っている。

少々脱線したが、これが付添人を優先する予診の原理である。会うのが主として付添人だから精神的に相手を傷つける危険性は、病人にいきなり会う場合よりずっと少ない。初心者でもわりあい気楽にやってよい。

ただ、付添人に先に会う場合、次のような不都合のありうることを知っておく要があろう。

１つは、家人にうながされてイヤイヤ来た青年にとっては、自分より先に家人（例えば母）の話をわれわれが聞こうとするのははなはだ不愉快だ。彼と家人の考え方が相容れない場合は、ことのほかそう思える。ときには、自分の話を先に聞くべきだと申し出る青年もいるが、多くの場合彼らは黙っている。

なかには、病人を診察する前に一寸私の話をきいてほしい、とひそかに、あるいはあからさまに申し出る家人もいる。その不都合はインフォームド・コンセントのしきりにいわれる時代にあらためていうまでもないだろう。医師（病院）としては出来るだけ病人との信頼関係を初めから作っておきたい。

また、家人に先に会うことが、ひょっとすると、家人の病人への過度の不安をわれわれに鵜呑みにさせるかもしれない。よくあることだが、家人にかぎらず第三者の注進はえてしてオーバーで、実際にあってみるとそれほどではない。

そういうとき、では、どうするか。青年に先にあい、あとで家人にあう。あるいは、青年の不信を増大させないために、敢て家人にはあわない。ただし、その旨を予診カルテに書いておく。

もう１つに、次に述べるように例外的な場合として青年と母を一緒に招じ入れて合同面接をする。

軽症うつ病の場合など、精神科へいく必要がないという家人に「病人の方が」無理矢理たのんでついてきてもらうということがある。この場合だと家人に聞いても不得要領のことがある。「ねむれない、ねむれないというが、イビキをかいて寝ています」「甘えているのでしょう」といった具合である。家人だからといってその情報をウノミにはできないことを示す一例である。

それから、家人ではなく会社の上司や人事課の人が付添できた場合。彼らは病人(?)の職場での働き具合について、家人の知りえぬ情報をわれわれに提供してくれるので、その限りでは得がたい存在なのだが、ただその情報は管理者とか人事課員という眼でえられたものであることを知っている要があろう。予診者が病人に心理的に一体化するあまり、折角やってきてくれた職場の人を邪険に扱うのはもちろん非礼というものだが、しかし彼らの陳述にフィルターをかけてきくだけの「人の悪さ」も精神科医には要るだろう。

付添人に先に会うことがまずいと思われるもう1つのケースは、付添人が妄想的な曲解をもつという稀な場合であろう。大ていはすぐわかるからよいが、ときには暫くしてからやっとこちらがそれに気がつくということもないではない。またときには、本当の付添者が病人の役割をひきうけ、本当の病人を付添人に仕立てて、自分が連れられてきたという演出のなされているときもある。夫婦間の嫉妬妄想や、家人への被害妄想の場合など。これも大ていはすぐわかる。

まれだが、2人での妄想(folie à deux)、家族みんなでの妄想(folie à farmille)で付添者も病人もともに同一の妄想をかたることがありうる。典型的なケースならすぐ気がつくが、一方の人の妄想が軽い場合だと一寸まごつく。一度私も失敗したことがあった。妄想とはその定義上「１人での」ものである。

上のような場合には付添人と本人という順序で会って、それぞれの陳述を併記しておく。どちらが正しい(?)かという判断は診察者にまかせればよい。予診者が予断をしてアナムネーゼをとると、主診者もどうしてもそれにひっぱられてしまうから。

そんなに七面倒なことをいうくらいなら、最初から本人と付添人を一緒に入室させて「合同」で面接したらどうか。例外的な場合をのぞいて、そうしない方がよい、というのが私の見解である。理由は合同面接は治療という面からみると、なかなかむつかしいからである。すでにかなりの治療関係が本人や家族との間に成立ずみで、しかも「関係の調整」といったはっきりした目標があって、かつ経験ある治療家が慎重にやるのが合同面接であってみれば、初対面の人々を一堂に会しての、予診段階での「合同」面接は、自信のある人以外にはあまりすすめない。その非をとくのには、次のような簡単な例でこと足りよう。

家族内暴力の少年と母親。母親は少年が同席していては彼の家庭内での暴力の詳細を口にするのを意識的無意識的にはばかる。帰宅してから「何故あんなことまで医師に言った」といって、また暴力をふるわれるかもしれない。あるいはまた、母と寝所をともにしたいといって布団の中へ入ってくるハイティーンの男の子について、のみならず、乳房にもふれたがる彼について、母親はおそらく陳述をはばかるだろう。よく母親は、右のようなことを十分予診段階で陳述できなかったとき、面接が何回か進んだ後で、初診者や主治医に特別にあいたがり、「実は……」といってくる。「実は……」の内容は深刻なこともあれば、他愛のない場合もある。

それから遺伝歴に関する情報も、いきなりの合同面接では、家人は病人の手前をおもんばかって曖昧にしがちである。もっとも、受診者の家族はすべてが多少とも遺伝のことを気にしながら、口にしようかどうか迷っていることが多い。予診段階では、かりに家人単独で面接しても、遺伝等多くの家庭の秘部については必ずしも正確な情報はえがたい、と思っていなければならない。付添である両親もまた、一緒に入室させると、お互いに牽制しあってなかなかはっきり言ってくれないということもある。遺伝に関する情報などは、治療関係が深まれば自ずと家人の方から口にされるから、予診段階で予診者の方が完全主義を発揮して、暴露的に介入すべきでない。それはあまりにも精神療法的配慮に欠ける。予診段階で付添人と病人との合同面接がなされてもよい例外は、児童が受診者の場合とか、それから脳器質性疾患、意識障害のうたがわれるケースであろう。もっとも、これらの場合でも付添人からの予診だけにとどめても何ら差支えないケースもある。

最後にいわずもがなと思うが、家人に対する十分の尊敬を。患者を伴って病院を訪れる家人の側の複雑な心情について十分の配慮を。とくに初心の若い医師にのぞむ。

この段落の要約をいえば、１人での来診者の場合はいうまでもなく本人からきくが、付添者のある場合は原則として付添者から招じ入れ、必要とあらば「補足的に」本人に会う。付添人が十分の情報源でありえないことがはっきりした場合には、本人に重点をおいて予診をとる。付添者と本人とのいきなりの合同面接形式の予診は、原則としてしない方がよいが、場合によってやむをえないことがある。そのとき付添者と本人の陳述内容が齟齬する場合は、区別して、母いわく「……」、「ここのところは本人の陳述」といった具合に書く。

②「これは予診です」

これは予診であって本当の診察は後でなされること、したがって「だいたいのところ」をここで話してほしいことを、冒頭に、また途中でも随時告げる。精神療法でいう「状況の規定」である。お互いが今話しあっているのは何のためであり、さしあたりの目標は何かを互いに確認しあうことは、予診に限らず、すべての面接を有効にすすめるために必要な地固めの作業である。面接中にその目標があいまいになることは経験者でも稀ならずある。

だから随時、ここでは「だいたいのところをうかがえばよい」と強調する。理由は1つには予診は短い時間で仕上げられねばならぬという時間的制約にもよるが、今1つは予診者が陳述者のもつ細部拘泥性・強迫性にひきずられて、実際はそれほど必要でない局部にのみかかわり、全体をえがききれなくなるという、よくある初心的失敗を免れるためでもある。「だいたいのところ」というのは少し大ざっぱすぎて気にいらぬとおっしゃるなら、「全体のゲシュタルトをえがく」ことこそ予診の仕事である、と言いなおせばよいだろう。

たとえば、家人のなかには長くかつ綿密なメモを持参する人がいる。持参されるだけでなく、こちらが面前でそれに眼を通すことを要求する人もいる。気持ちはわかるが時間がない。この場合も、「これは予診である」という状況規定をして、ここではアウトラインをきかせていただければよいこと、いずれ主治医が必要とみとめればメモを入念に拝見するであろうこと、を告げればよい。ただ一寸こまるのは、この種のメモ魔的家人から予診をとるのには時間がかかる。なぜならこういう人は、えてして全体をまとめて喋ることの下手な人だから。

予診のための時間としては、全く初めての医学生には1時間を与え、そのうち30分で話をきき、30分でカルテに記述するよう私は求めている。研修医、専門医となるにつれて、もちろん所用時間は短縮されるが、なかにはどうしても長くかかるケースがある。

「だいたいのところ」を要求すると同時に「ここでのことは他言されない」という保証も、場合によっては、言葉で与えられるべきかもしれない。こちらは当然のことと思っていても、受診者ならびにその付添の人たちには、少なからずそういう不安のあるものだ。ましてや、若干、関係・被害妄想傾向のある病人に対しては、医師の守秘義務を折にふれて口にすることは、先に述べた「状況規定」としての意味もあろう。なお、このことは病人に対してのみならず付添者に対しても明示した方がよいことが、ときにある。先にも述べたが、付添人もまた、稀とはいえ、猜疑的な心理をもつことがありうるから。

③ 外国語と専門用語を使用しない

記入に際して外国語、とくに学術用語のつかわれているアナムネーゼは、精神科や心療内科に関するかぎり、その価値を半減する。身体的既往歴のところに外国語や学術用語がつかわれているくらいなら、どうということはないが、精神的既往歴や現在症のところに、離人症とかanxiety, grand mal, positive symptoms, auditory hallucination (卄) などと書きこまれるのは困る。頭痛の表現さえ個人個人によっていかに多様かは、神経内科学が教えしるところだが、離人症などという内面症状となると、微妙な本人の表現を学術語に置きかえてしまってはおよそ無意味になる。anxiety（不安）と書いてあると、それはfear（恐怖）と区別して使われているのか、それとも家人ないし本人が「不安」と言ったのをただ横文字で置きかえただけなのか、全く判定しかねる。家人の陳述だけから幻聴（auditory hallucination）ありとか、大発作（grand mal）とか空笑（leeres Lachen）ありとするのも、危険な独断である。ましてや陽性症状（positive symptoms）という診断概念を予診の段階で使うのは邪道だろう。

それよりも「外界が生き生きと肌で感じられない」とか、「ピントがあわぬ」とか、「自分という存在の重みがない」とか、「生きているという実感にとぼしい」とか、「自分というものがはっきりしない」とか、相手の陳述をそのまま記入しておく方がはるかに値打ちがあろう。右のような離人的な訴えは従来から知られる教科書的な derealization（現実感喪失）の場合もあれば、昨今のDSMでしきりにいわれるdissociative disorders（解離障害）や境界型人格障害の症状に入れるべきたぐいの離人感のこともあろう。そのどれにあたるかの判断は、診察者の総合判断によらざるをえないのであって、予診段階で判断するのは危険である。

また、空笑と一言でかたづけられるよりも、次のような父母の陳述がそのまま記入されている方が予診として上等であろう。「ときどき理由もなくニヤッと笑う。家族と食卓をかこんでいるときでも、お客がいるときでもする。何で笑うのかときいてみたら、面白いことを憶い出したからだという。テレビを一緒にみていて、それほど面白くもない場面でも、プーッと吹き出したりするのは、これまでのこの子の性格とくらべて、どうもおかしい。しかし全然そういうことがなく、いつも通りの息子であるときもある」。要は、できるだけ具体的に、生の声をそのまま、学術語に置換しないで。外国語をひけらかさないで。

④ 家人はえてして心因論者である

本人もだが、より多く家人は、病人の心の障害に明白な原因を、それもとくに心因を見い出したがる傾向を共有している。専門的立場からそれが明らかに誤診とわかる場合でも、予診は陳述者の陳述の「もち味」をできる限りそこなわずに記述するという原則にしたがい、母いわく「……」式で書いておく。母親という人の考え方をつたえてくれるから、初診する者にとって大いに役立つ。

1、2の例をあげよう。

「病人の発症は心因的で、しかも自分たちの責ではなく第三者にある」と他責的になっている母親。息子に生じた対話性幻聴の原因はあのときの友人や先生たちの取り扱いにある、と断言的に、あるいは控え目ながら執拗に訴える父親。その誤ちをただすには、単純な1回きりの面接では無理かもしれない。そういう解釈に固執する母親に対して診察者は少し長期の対策を考えざるをえない。そういう誤解をもつ家族への治療ないしカウンセリングなしには、息子の治療は抜本的たりえない。両親のどちらかが醒めていて、この種の心因的解釈にそれほど固執しない場合、こちらは少しすくわれる。

近親者の身になれば、心因論的解釈の１つもしたくなろうことはよくわかる。人間誰しも悩める人を前にすると、「何か心労があったのではないか」と思うのがふつうである。また愛する者や財宝をうしなうとき、あるいは死を宣されたとき、反応として人が一時他責的になる心理はよく知られている。患者を家の中にもつ場合も、家人が少しばかり他責的になるのは止むをえまい。いたずらにその誤りを学理的に説くべきでないことは、いうまでもない。

心因とはいえないが、精神的不調の原因を、身体疲労や身体疾患に求める人も、これまた少なくない。一例をあげると、うつ病の場合。これは本人も家人もともによくいうことだが、抑うつ、抑制、朝の無気力、周囲への興味の喪失、決断能力の低下等のすべてが「睡眠障害」という一事の結果であり、したがって睡眠障害さえ治してくれればよいと主張してやまない場合。よくあることだが、マスクド・デプレッション（正式に国際分類でいえば「身体症状をもつ軽症うつ病」）などについてまだ十分ご存じない内科や婦人科の先生たちご自身がそういう病人の考えをサポートされる。ともあれ、そういう類のことが予診に書いてあれば、初診者は初診時に次のことを説明するのに時間を重点的に配分しなければならないことを、予診記録から知ることができる。つまり、睡眠障害もまたその他の症状と同等価値の一症状であって、睡眠薬だけの服用ではだめなことを十分に説明しなければならない。(このことについては56頁でもう一度ふれる)

ともあれ、家人や病人がオーバーな心因論的解釈をしがちなことをあらかじめ知っておき、いちいち眼くじらをたてないで、そのまま某氏いわく「……」式に記述しておくこと。

もっとも逆に、医療者の眼からみると「心因」か、心因でなくとも病気の「誘因」「引き金」であろうと思えるのに、こんどは本人や家族が否定するという場合もありうる。こういうときの真偽の判断、ならびに、それについて彼らの関心をいかに喚起するかなどは予診者の作業範囲をこえている。事実、本人や家人の主張するように無関係かもしれないし、また否認 (denial)、無視 (inattention) といった防衛機制が働いての結果かもしれない。またドイツ人がかつて提唱した状況因 (Situagenie) (38頁) という、元来、当事者にはそれとして体験されにくい類の心理的状況を問題にしたことがあるが、そういうことなのかもしれない。それらの判断もまた初診をする上級医師の仕事である。

⑤ 予診は陳述者との共同作品である

少しキザにきこえるが、うまく予診のとれるときにはこちらとむこうの息が合って、2人して（あるいは3人して）外交コミュニケ（？）をつくるような格好になるのでないか。

「いや、そこはそうでない、こうだ」とか「一寸まって下さい、思い出しました」とか「あまりお母さんが自分を責めすぎていらっしゃるように思えますが」といった会話が、両者をつないでいく。少なくとも「どこがわるいか」「いつ生れたか」といった具合に、いうならば「こちらのきくことにだけ答えればよい」式の予診で終わらない予診は、よい予診だと思う。もっとも、昼食の時間を大幅にすぎていて、こちらがイライラしてくると、一問一答的なやり口になる。空腹と疲労と睡気は診察にむかない。あたりまえのことながら。

⑥ 簡潔な「主訴」を冒頭に

予診がとり終えれば、全体を要約する意味で、短い「主訴」を予診者が（病人がでなく）記入しておいてくれると、初診者はゲシュタルトが一挙につかめて便利である。大ていのカルテには「主訴」欄があると思う。「(本人述) 3カ月前からの頭痛、不眠、ゆううつ。前歴あり」「(家人述) いつからとなく記憶力がおち、ぼんやりしている。昨夜トイレがみつけられずウロウロしていた」「(家人述) 1週前からオドオドしている。戸外の物音をしきりに気にする。昨日から仕事を休んでいる。昨年にも似たことがあったが、2カ月でよくなった」といった程度。やはり具体的であることがのぞましく、「うつ病」「幻聴・被害妄想」などという診断名や症状名は困る。

⑦ 予診室の構造

身体面だけでなく、精神面にも及ぶ予診であるからには、予診用に狭くともプライベートなスペースを望みたいものだ。個室とまでいかなくともよいが、すぐ隣で別の予診がとられていて、その声がきこえるというような構造は、もちろん望ましいことではない。われわれは、大半が幸か不幸か、欧米人ほどそういうことに敏感ではないのだが、だからといって、あまり無神経ではいけないと思う。近い将来、そういう心配りをもっともっとしなければいけなくなると思う。

4．予診の際の着目点

一応、前章の予備知識にもとづいて予診をとるとき、実地にどういう点に注目するか、どういう順序できいていくか、それをこの章で考えたい。こちらがあらかじめ下図をもっていないと、病人や家人の放出してくる多様な情報を取捨選択できないという意味でも、また、限られた時間内に作業をすすめていくために、こちらが質問による主導権をとっていくという意味でも、あらかじめ着目点があった方がよい。

以下は初心者に役立つであろうと私の思う大枠のいくつかである。

① 自発的にきたか、連れられてきたか

精神科独特の着眼と思うが、このことは多くを物語る重要なポイントである。原則として自発的にくる人は「苦痛」をもっている。少し専門用語でいえば自《エ》我《ゴ》異質的《エイリアン》（egoalien）な心の痛みをもつ。その場合、たいてい治療意欲を多少ともつ。そして心的エネルギー水準の低下（ジャネ、後述）もそれほどひどくないはずである。

　これに対し付添人に連れられてきた人のなかは、一見紳士風でも、治療意欲は低いか、あるいはない人がいる。今日なお精神科の門をくぐることに、もちろん人は抵抗感をもたないわけではないけれども、にもかかわらず如何に多くの人々が外来を訪れるかは、精神科にしばらく勤務すればすぐわかることだ。中学生でも自分が苦しければ、つまり、どうかしてほしいと思うほどの不安があれば、自分からやってくる。外来へ付添に促がされてしかこられない事実を、精神科への敷居の高さのみから解釈するのは、事実に反する。

　しかし、付添につれられてしぶしぶやってくる人のすべてが病識不十分な精神病とは限らない。アクティング・アウト（行動化）傾向の多少ともみられる適応障害（adjustment disorders）の人やパーソナリティ障害の人のなかには、内的に不安や苦痛を感じにくいので、なかなか自発的にこない人がいる。家庭内暴力型の境界型青年（borderline adolescents）、自殺志向の強い人々、スチューデント・アパシーや脱サラタイプの退却症的な人、登校拒否の中学生、こういう一群のアクティング・アウト型の人々は、精神病水準の人ではないが、しかし自分からはこない。付添につれられて不承不承やってくるか、あるいは付添がどういっても言を左右してやってこないか、のどちらかである。

ここで一言附言しておく要がある。それは、付添人につれられてきたといっても、見方をかえれば、少なくとも自分の２本の足で歩いてきたのだから、いかに口で病識のないようなことをいっても、「体では」というか、「意識下では」というか、とにかく何らかの援助を病院に求めている。そう理解し、直ちにあきらめず、少なくともしばらくは治療関係の成立を模索すべきだということ。事実そうすることで、成功することもよくある。もっとも、これは予診の項より、治療の項で述べるべきことだろう。

また、先にも述べたことだが、軽症うつ病者が、１人で行くのには多少逡巡があるので、配偶者を無理に促してつれてくるというケースもある。配偶者の方は精神科を受診するほどのことはないと思っている。例外的な「付添人つき病人」である。

もう一度、前にもどるが、逆に１人できたから「精神病ではない」ということにはならない。今日、統合失調症でも数多くの人が自ら治療をもとめて自分からくる。病初期の、神経衰弱様の人のみならず、軽度から中等度の残遺症状をもつ統合失調症患者でさえ、定期的にやってくる人が決して少なくない。彼らはしばしば、疲れやすさ、セネストパチー的な身体違和感、自律神経障害、睡眠の障害、その他漠然とした不安等を苦にして外来をおとずれる。残遺症状を内省的にみること、そして陳述することのできる「病識のある統合失調症患者」と考えていただいてよいだろう。また、この病気の人で、とくに悩んでいるようにみえないのに主治医に会いたがる人もいる。彼らは自分から正確に約束どおりきちんと外来に通ってくる。

したがって、1人できたから何病、付添についてきてもらったから何病と予診段階で一刀両断することはもちろんできない。しかし「1人できたかどうか」は、予診をとりはじめるにあたって大まかな当りをつける意味でも、また初診者に知らせるべき情報として第一級のことがらだという意味でも、まず重視されるべきことがらだろう。

② 年齢・性

これも予診をとるに先立って知っている必要のある項目である。大ていカルテにすでに書きこまれているから、室に招じ入れるに先立って目を通せばよい。年齢と性から多くを知りうるのは臨床医学共通のことで、精神医学も例外でない。初老期痴呆、退行期うつ病、30歳代の妄想病（パウライコフ）、思春期の妄想症（植元ら）、幼児自閉症等々、年齢区分を冠した病名はDSMの生まれる以前は多かった。その他、20歳代とか30歳代に特有の病像を見出そうとする努力も文献にはある。かくいう私も現代の青年期の病像とその好発年齢について試論を述べたことがある。

残念ながらDSM－ⅢもICD－10も好発年齢とか長期経過についてあまり関心を示さない。しかし、好発年齢についての臨床知見には分厚いものがあり、これを参照しない手はない。うつ病一つとっても20歳代のそれと50歳代のそれとはちがう。

統合失調症の発症年齢の幅は大約きまっている。45歳以後の初発は稀である。ドイツのフーバーは12パーセントとしているが、私の印象ではこれは一寸多すぎると思う。われわれが非定型精神病（レオンハルト、満田）といって別枠にしているものも入れて、広くとっているからであろう。アメリカのDSM－Ⅲ（1980）では45歳以後初発の精神病をほんとうの統合失調症と考えない立場だったが、DSM－Ⅳ（1994）にはそういう表現はなくなっている。常識としては、45歳以降の初診で「初発」の統合失調症「様」精神病が推定される場合には、一段と入念にアナムネーゼを聞き、今までに精神病「様」の発作ないし状態がなかったかどうかを予診者がたしかめておいてくれると診察する者は助かる。

もし、それがあれば現在の病状は再燃（エピソードないしシューブ）かもしれず、もしそうであれば、初発後今日までの長い休火山時代の生活の仕方に、よりつよい焦点をあててきくのが予診者の仕事になる。今までにそういうエピソードがないようだったら、身体的基盤をもつ精神障害の可能性も考えての予診の必要が生れる。

一寸こまるのは45歳以降の初診で、過去に統合失調症のエピソードがあったのではないかと思われるのに、付添人から十分に受診者の若い頃のアナムネーゼがとれなかったり、あるいはいくら聞いても目ぼしい「異常」がなかったという場合である。前者の場合は、知人や縁戚からはなれて長く1人で生活してきた軽症者の場合によくある。生活史上に正常から異常への「折れ目」(Knick、ヤスパース) が全くみられない場合、単純型統合失調症というべきか。この歴史のある概念は残念ながらDSMでは消えているが、稀に、「いつとはなく変人になってしまった」と家族がいうことがある。しかし統合失調症の人が少し老けて60代、70代になると、熟練の精神科医といえども、アナムネーゼなしには老年者の軽い機能低下あるいは老年性の精神病と区別することは困難だろう。

10歳代の病像についても知っておいた方がよいことがい

くつかある。たとえば、ローティーンでの躁うつ性の気分変調は足が短い。1、2週でおさまる。そのかわりすぐ再発する。女子ならもちろん生理との関係が問われねばならない（山下格や高木隆郎）。

似て非なるものに、理由のない、しかし正常範囲内の気分動揺がティーン・エイジャーにはよくある。ふつう数時間から長くて数日でおわる。ノーマル・デプレッションとよぶ人もある。このあたりの臨床研究はDSM以来消えてしまった。また、境界パーソナリティ障害と今日よばれる状態の青年も、しばしば持続のそれほど長くない抑うつ気分をくりかえすことが知られている。

10代後半の人で1つこまることは、ふと消えるものの、それがときとして数年のインターバルを置いて発する統合失調症の前哨症状だったことが後になってわかる、という場合である。リスト・カットという新型の自傷のおこるのもハイティーンに多い。周知の登校拒否もローティーンでおこる場合は退却症型ノイローゼであることが殆どだが、高校後半くらいで初発してくる登校拒否は、統合失調症の危険性をはらむ。10歳未満の登校拒否は10歳以上のそれと質がちがうから、一緒にしない方がよいだろう。

少し長くなったが、「年齢と性」という小さな項目からも多くのことが推定される、ということを言いたいのである。上に挙げた例は主として統合失調症と気分障害（躁うつ病）に関するものだったが、身体因性のものや心因性の障害についても同様に多くの例を挙げることができよう。このような知識は経験によってしか増えない。上級医の自慢話や失敗談から学ばれよ。知識の手持が多いほど、予診が高度になることは、臨床科一般に共通のことで、いうまでもない。

③ これまでの社会的機能は

心理面に着目する予診であるからには当然これまでの生活史、経歴にふれないわけにはいかない。しかし、生活史といっても尨大にすぎる。あまりに微に入り細をうがっていては予診者としては到底時間がたらない。予診を参考にする初診医にとっても、その人の生活史のすべてが初診時に明らかにされねばならぬ理由は少しもない。そのうえ、医師・患者関係が確立する程度に応じて「実は」といって話しだされること、あるいは本人も忘却していたところが思い出されてくるといった類のこと、それらを予診段階できぎだすことは、いくら時間をかけてもできない。しかし、そうはいっても予診段階でできればはっきりさせておいてほしい生活史的事実がいくつかある。その最たるものは、

「発症までどの程度の社会生活をこの人は営んできたか」であろう。診断のためにも予後判定のためにも有用なことがらである。

「発病まで」といってもどのあたりまで聞くか。DSM－Ⅲは過去1年間としているが、それでは、一寸短すぎるように思う。できれば数年くらい遡ってもらえるとありがたい。逆に予診の段階で幼少児期の母子関係にまで遡る必要はまずあるまい。時間ばかりかかるわりに、利用価値のないことが少なくないから。

同じうつ状態でも「年齢」に加えて「症状」と「性格」と「病前の社会適応度」を知ることで、予後判定はことなってくる。中年のメランコリー親和型性格の持主で、平均以上の社会適応を病前に示していた人であれば、そのうつ「症状」が少々非定型的でも予後良好と判断してまずよかろう。少々長びいても、「休息する」ことを基本においた薬物療法をつづけるべきで、慢性化したからといって決して不当に怠け者視すべきでない。逆に症状は典型的にみえても、アナムネーゼに職業を短期間に転々としていたり、アルコールや薬物の中毒ないしそれに準じる状態の時期がはさまっていたりした場合、その予後はそれほどカラッとしないことも予想した方がよい。治療法もかわろう。また横断面に統合失調症の一級症状（シュナイダー）があっても今までの社会機能にそれほど破綻がない、あるいは全く間然するところのない成人の場合、その予後はふつう良好である。これを統合失調症というカテゴリーに入れるか、非定型精神病とみるか、またはうつ病の妄想型とみるかという診断学上の論議は別として。

ただ、青少年の場合や学生の場合、社会的適応といっても何を目印にするか、一寸迷う。常識的には学校への出席状況、友人関係の濃淡、学業成績あたりか。より正確には、今日の日本の平均的な青年についての発達心理学的知識が基準として必要になろう。青年の社会適応基準は時代とともにかわるから。

なお、社会機能についての陳述は本人と家人とでことなることがありうる。たとえば、うつ病の人は不調の極期にあっては自分の過去や性格をえてして卑少化していう。また神経症の人の家人で、自分自身が病気知らずで、平均以上にタフな人なら、病人を過度に劣悪視するかもしれない。しかし、自己を卑少化するのも、病人を劣悪視するのも、ともに情報として大事なことがらだから、そのまま、「某氏いわく云々」という形で記入した方がよいことは、先に述べたとおりである。

④ 性格について

病前の社会適応についてたずねるとき、同時に、病前の性格について聴いておくのも、短時間ですむわりに有効なポイントだと思う。「うつ病」とメランコリー親和型性格、循環性格、強迫性格、自己愛性格、そして「統合失調症」と分裂性格（シゾイド）、内向性格、反抗期をもたぬ温和で自己主張の少ない良い子等との関連度は、少なくとも今日の日本では、かなり高い。とくに青少年の今日の精神病理は、その病態は多様でも、しばしば強迫性（強迫性格というほどに固定的でない黒白二分主義とでもいった生活態度）を病前性格中に共有する。登校拒否、思春期やせ症、退却症（もしくは回避反応）等々にもしばしばみられる。

ただ、性格について聴くとき注意すべきは、これが案外むつかしいということである。「どんな性格か」と直接法できかれると、かなりのインテリでも自己描写のできる人は少ない。「ふつうです。別にかわったところありません」。そういう答が少なくない。せいぜい神経質です、まじめです、小心です、朗らかですといった日常の常套語でしか表現されない。これでは診断上の情報になりかねる。

したがって、性格についてはこちらから刺激語を与えて相手の陳述力をたかめるのがよいだろう。もっとも、あまりにも詳細にして完全主義的な教科書的性格描写を予診段階で求めることは、実際的でない。大まかなスケッチでよい。私は次の５項目くらいを目安にしてきいている。

（ａ）内向的か外向的か。あるいは非社交的か社交的か。友人は少ないか多いか。世話好きか否か。要するに、ごく大ざっぱな対人態度。その陽と陰である。

（ｂ）エネルギーのある方かどうか。精力的か無力的か。同じ内向者でもエネルギーのある人とない人とある。外向者でも無力的な人もいる。身体の強い人、弱い人と同じである。

（ｃ）仕事好きかどうか。これは社会機能の良否と関係する。外向的で精力的でもそれが社会的機能となってどこまで結実しているか、という見方である。ただし、この場合は、その人の生きる社会背景を考慮に入れる要があろう。今日の20代、30代の人と、昭和一ケタでは「仕事好き」のスタンダードがちがうだろう。家庭の主婦の場合、外に職場をもつ男性の場合と少し違う。

（ｄ）几帳面かどうか。完全主義的傾向の有無という方が正確かもしれない。これは前３項（ａ）（ｂ）（ｃ）より少し細かくなるが、今日の精神病理にとって比較的有用な項目と思うので、特にとりだした。いくつかの最近の心理学的性格研究にもこの項目がみられる。われわれの住む管理社会にあっての大事な特徴なのではないか。

几帳面といってもいろいろあって、制縛性という言葉がいかにもよくあてはまるものから、ほどよい規律好きといった程度まである。また几帳面さの発揮されるのが物事の整理整頓である人もあれば、対人関係面での義理、約束、慣習遵守といった面においての人、そういうことは気にしないが、思考における論理性、筋みちを通すことにはこだわるという人まで、いろいろある。私は人格障害という意味での教科書的な強迫性格、制縛性格、無力性格の定義よりは、はるかに薄められた「強迫的心性」といったものの方を重視する。のっけから病人たちを病的パーソナリティーの目印でチェックしないためにも、その方がよいと思っている。

（e）同調性。あるいは開放性。あるいは人へのおもいやりの有無。「思いやり」というとここには少し価値判断が入るので注意を要するが、同じ内向者でも、同じ強迫者でも、対人的配慮のできる人とできない人がいる。あるいはしすぎる人もいる。いろいろの尋ね方があろうが、「思いやり」という刺激語は意外に有効なように思う。統合失調症の残遺の程度、境界例患者の退行の度合を家人に記述してもらうときにも役にたつ。

上の5つはもちろん不完全な私案である。自分で自己流のものをつくって下さればよい。あくまで刺激語で、これらによって陳述者の陳述力を高めようというのが目的で、心理学的、性格学的チェックでないことにご留意を。

また、前項で述べた社会機能についての陳述以上に、この性格描写は本人と家人とで齟齬する可能性がある。その場合は、本人いわく、家人いわく式の記述しかない。

⑤ 発症契機

家人がいかに心因論に傾きやすい人々かは先に述べた。家人の心因論をむげに非難することはよろしくないが、それがときとして予診者のみならず初診者の判断を迷わす危険性をもつことは知っておいた方がよい。いうまでもなくあやまった心因論的解釈は、偶然、継時的におこった複数の出来事を強引に疑似了解的に結びつける危険をはらんでいる。あるいは、かりに心因反応的であったとしても、その心因反応が他ならぬその時点でおこるにあたって、当然それに先立ってあるはずの非心因的前提条件を無視させる危険もはらむ。たとえば、あまりにも歴然たる心因反応、古典的ヒステリー反応の背景もしくは前提条件として、器質的ななにかをうたがう診断的手続きを忘れさせる。現代人は、とくに都市在住者には、発達途上の青少年でもないかぎり、それほど見事なヒステリーや心因反応は稀と考えておく方がよい、と私は思っている。DSM−Ⅲは解離障害（dissociative disorder）という項目で現代的なヒステリーに注目を促したけれども。

上のような危険を防ぐための戦略については第２章で今一度私自身もたちかえるが、山下格の『誤診のおこるとき』（精神科選書３、診療新社）に詳しく書かれてあるので、ご参照ねがいたい。

今１つ、先にも（21〜22頁）述べたが、日常心理学的な了解を超えた心因（ないしは状況因）は家人によって黙殺される可能性がある。ここで「状況因」というのは、たとえばサラリーマンにとっての「昇任」とか、家庭婦人にとっての「転居」とかがうつ病の契機になるといった場合である。「これまでの秩序の変更を余儀なくされる」という意味で、昇任という一見喜ばしい出来事が「心因」たりうる。しかし、家人は、そしてきわめてしばしば本人も、それが発症と関係ありとは思っていない。

こういう点については当然こちらが積極的にたずねないと浮かび上ってこない。そうするためには何らかの枠組ないしは項目がいる。次は、私が一応注目している心因ないし状況因のリストである。人生におこりうるいろいろな出来事のなかで、私の経験上、また文献上、「心因」たりうると考える出来事である。

（a）過労

（b）対人葛藤

（c）離別もしくは死別。ホームシックというように必ずしも人からの離別とかぎらぬ。物でもよい。ひっくるめて「喪失体験」とした方がよいかもしれない。あるいはこの点の研究に長い歴史をもつ精神分析に敬意を表して「対象喪失」といってもよい

（d）試験、あるいは試験に準ずるところの「試される」状況

（e）遭難

（f）日常環境の比較的急な屈折的変化

（g）すこぶる苛酷な非日常的環境になげこまれること

いずれも、ごらんのとおりごく常識的な項目であって、少しく陳述力のある人なら多少は自分から触れるであろうし、また少しく注意深い聞き手なら、言外の言として容易

に把えることのできるはずのものである。私の経験では、案外（f）「日常環境の変化」が正面きって語られないことが少ない。あまりにもあたり前すぎるからか。

ここで「日常環境の変化」というのは、仕事上の転勤、昇任、配置換え。子女の結婚、婚約、遊学。死亡・別居・誕生などによる家族成員の増減。生命にかかわらぬ程度の身体疾患ないし負傷。負担の急激な増減（とくに減少も注意）。出産による心身の変化。住居の移動や改造。愛着のある事物ないし財産の喪失。

上のような、一見、日常的な出来事が病因的意味をもちうることをわれわれに教えたのは近年のドイツ系の「うつ病」研究であるが、これらはうつ病以外の発症の場合にも妥当する。すでに早くシュルテは負荷軽減（Entlastung）という状況が精神疾患のみならず身体疾患の発症契機になりうることを述べている。負荷軽減は、負荷そのものを「正のストレス」とするなら「負のストレス」といってよかろう。負のストレスという見方を予診者が頭の隅にもっていると、発症契機についての予診者の問診にも少し厚みが出てくると思う。

（a）の過労も、発症契機という見方からすれば、多面的にみなければなるまい。たとえば、何らかの身体疾患、器質性の精神障害、さらには内因性の軽症うつ病などが過労に先行ないし「伴走」していないかという見方。さらには、このままいけば疲労するとわかりきっているのに過労へとつっぱしってしまう強迫症的傾向、あるいは強迫性格傾向。

（b）の対人葛藤というのもあまりにも漠然とした日常語なので、今少しきめを細かくしておいた方がよいだろう。たとえば「愛情に関する近親者間の葛藤」と「集団所属をめぐる役割葛藤」などというのは、どうであろう。

上のような事実レベルを超えて、「心因」を整理することも、存外有用だと私は思っている。自分たちの例を出して恐縮だが、たとえば「出立」と「合体」と私がいうとき、また木村敏が「アンテ・フェストウム」と「ポスト・フェストウム」などと、おそらく耳ざわりと思われる方も少なくないであろう新語作成するとき、いずれも表面にあらわれた心因的出来事や生活史的事実や臨床症状の背後にあって、それらを成り立たせる基盤をギリギリ心理学的に言語化しようとしている。表にあらわれたところを臨床精神医学的ファクトというなら、その底にあってそれを成り立たせている人間的心理的ストラクチュアーということになろうか。こういった構造をさぐるアプローチをわれわれは精神病理学（Psychopathologie）といっている。丁度、生物学的精神医学が臨床精神医学的ファクトの背後に生理学的、生化学的、形態学的構造をみいだそうとするのと同じである。

なお、こういった精神病理学はときに臨床に無関係無用な「哲学」のごとく誤解されるが、それなりの有用性をもつ。たとえば、私のいう「出立」と「合体」にしても、もともと統合失調症性の疾患ないし疾患群と躁うつ病ないしそれに準ずる疾患群との鑑別と治療のために発想したものであり、今でもある程度役に立つと（我田引水かもしれないが）思っている。表にあらわれた症状や心因だけでは一見うつ病にみえても、「出立」的構造をもつとき、それは統合失調症を疑い、必要とあれば統合失調症としての治療も考えておく。「表面」だけの診断ではまちがいやすい。そういう主張である。木村敏の言葉によれば「人間学的診断」である。

蛇足ながら上の人間的構造的診断とちがって、他方の症状レベルで、つまり先の言葉でいえば臨床精神医学ファクトのレベルで、万人共通の診断表をつくろうとする努力が1980年以来アメリカを中心にして世界的規模でおこなわれている。精神病の発症に先立つ出来事（events）やストレスについても世界の精神科医にアンケートして推計学的に処理するという仕方が好まれる。世界をつなぐという意味でのそうしたプロジェクトの意義はもちろんみとめるにやぶさかではないし、生物学的精神医学の専門の方にはそうする方がメリットが多いと推測するが、診察室ではストレスという言葉で万事をかたづけるのは精神科医の怠慢だろう。

上に述べた人間学的視点はもう少し微妙なところを狙っている。案外、日本人的な、ひょっとすると俳人的な、微妙なセンスにもとづく診断かもしれない。アメリカ流のそれと両方あると一番よいだろう。

⑥ 家族に関する事項

ある１人の人間のイメージをより具体的にしようとすれば、その背景に多少とも眼を向けざるをえない。家族についてきくのもそのためであって、決して単なる遺伝歴聴取のためだけであってはなるまい。もちろん社会経済的ステイタスをききただすためのものであってもいけない。

両親の存否、年齢、没年、病歴。同胞は年齢の上から順にきくと聞きおとしがなくてよい。単にあなたは何人中の何番目、何男かということよりも、われわれ精神科医が知りたいのは、より多く「全体」である。今日、同胞はしばしば２人か３人という小人数だから、同胞の１人１人についてその性格等をきいても、それほど時間はかからない。

遺伝歴については初診時に十分には聴取できないものと思っておく方がよい。ラポールができてのち「実は」、ということになることは先に述べた。はじめから厳密な遺伝歴をとろうとして問いつめる態度は、研究家的ではあっても治療家的でない。「どなたか神経の病気の方がありましたか」といった程度の問いかけで、予診の時は十分だろう。

家人の中には、誰一人として家系中に精神障害者がいないのに、こういう病人が出たといって、天を仰ぐ人がいる。また逆に、家系に精神障害者の少なからずみられることをあけすけに述べて、半ばあきらめムードでいる人もある。また母は父の家系の責に帰する。遺伝はときには養育者の無罪（？）を証する免罪符につかわれる。

遺伝をめぐって「先生、どうなのでしょうか」と家族は予診医に訊ねることがあるだろう。不用意な発言はしない方がよいのは当然だが、といっても、何もいわないわけにもいかぬ。どのような応待をするか。「遺伝と環境」について単なる言い逃れでなく、かつそこにいかに家人への精神療法的配慮を加えた対応をするか。先輩の話をききながら、自分でもつねに考えておかねばならぬことがらの１つであろう。

私なら、多分こういうであろう。人間誰一人遺伝から自由な者はいない。私だって（今顕在していないとしても）将来、遺伝病発病の可能性なしとしない。その点で違いはそんなにはない。しかし、医療は人間の中の健康な部分に向かってなされる。病的な部分に過度に注目しすぎるのは反医療的である、と。

⑦ 生活史

あまり細部にわたる必要のないことは先にも述べた。「特記すべき出来事」のみで十分であろう。生活史には「外的生活史」と「内的生活史」（ビンスワンガー）があるが、家人から聴取することができるのはもちろん前者である。

（a）出産前後の模様。産後、母に精神的不適応はなかったかも含めて。

（b）幼少児期両親の膝下にあったか。幼児期、何らかの理由で長期間母親から離れることはなかったか。母親の心理的安定をおびやかすような事態があったか。母代理者がいたとしたら、彼女はどのような人であったか。

（c）学校関係。学歴や成績を大まかに知りたい。なぜなら、たとえば、その精神病像が原始反応的ニュアンスを強くおびるとき、素朴な社会文化的背景、平均以下の知能という条件があったら、その病像を「反応」として了解する可能性をたかめる。逆に高学歴で知能の高い人に同様のことがおきたときは、反応より内因的（後述）な「病的過程(プロセス)」がより多く問題であろう。それから登校拒否、怠学の有無、出席状況も聞いた方がよい。

（d）職業生活。内容もさることながら、転々としたかどうかも。

（e）結婚生活。少し聞きにくくても性生活は参考になる。「失礼ですが、性生活に問題はありませんか」。ただし配偶者が付添人の場合である。「失礼ですが」などといわずともよさそうだが、今日の日本ではまだこういう言葉をつかった方がよい。

１人で来た人で、初対面からいきなり「内的生活史」をしゃべり出すことがある。いささか無防備すぎると思えるほどである。最近は、流行の心的外傷論に自分の身を引き寄せて、少々過大に幼児期の非運を語る人がいる。こういうときも「これは予診ですから、詳しくは後ほど」という状況規定をして押しとどめた方がよい。病人の語る内的生活史は、いうまでもないが、必ずしもそのまま外的現実でない。たとえば、小児期父親との間に近親相姦があったと、もしある婦人が初診でいきなり述べたとしても、それを直ちに現実とみてよいかどうか。それが外的現実か否かを検討することすら、予診においては不要である。「彼女いわく云々」とのみしたため、それ以上に好奇心を示すべきではない。後に述べるが、こういう問題に対して一般人がみせる好奇心から医療者は脱していなければならない。このことについては今一度後述する。

⑧ 身体的既住歴

身体医学に準じる。最近リエゾン精神医学がさかんになりだしたことからもわかるように、身体疾患や治療薬に起因ないし関係した精神症状が話題にされることが少なくない。他科から紹介されてくるケースはよいとして、精神科を初診するケースの場合、予診者はその方面の知識をためされることになる。

大まかにいって、軽重にかかわらず意識のくもりや平素のその人らしからぬ言動のあるとき、とくに年配の人の場合、脳器質性疾患、全身病、中毒性の物質を使っていないか、常用しているならその治療薬をきく。そのほか、てんかん発作ないしは近縁のそれについて目撃者から詳しくきいておいてくれると、初診の医師はたすかる。発作のおこった時間、おこる順序、接続時間、終了したあとの行動、性格、生活史など。ちなみに、てんかんは最近精神医学よりもより多く神経学、小児科学の対象になっているが、また少し振子がもどって精神医学的対象になる時代がくるかもしれない。

うつ病相における、あるいはその等価体（depressive equivalents）としての身体違和に注意をはらうことも、今日時宜にかなっている。十二指腸潰瘍をある病院では否定され、他の病院ではうたがわれ、2、3カ月で快癒したといったような場合、同期して、あるいは相前後してうつ気分があったかも。

精神疾患の既住について聞くことに関しては省略する。

5．おわりに

以上、先におことわりしたように、“私ごのみ”の予診である。私どもの外来では、うつ病圏、ノイローゼ圏、統合失調症圏の人で、3分の2から4分の3を占めてしまうので、それらを想定して書いたが、もちろんこのほか、「身体的基盤をもった精神障害」や「児童の精神障害」がある。後の二者についての予診のとり方については少しちがった焦点が必要であろう。たとえば夜間せん妄の有無、あるとすればその発生時間、頻度、異常行動の模様とか。また言葉のない子供たちの言葉のなさについてのより微細な、母親からのインフォメーションのとり方など。これらについてはここでは割愛する。

以上、精神科的予診の特性と、それをいかに短時間にまとめるかというテクニックの一端をお伝えできれば、私の目的の大方は達せられたことになる。

第2章

初　診

1. はじめに

表現として少しどうかと思うが、初診は「出会い」だと思う。診察という仕事が日常的な繰り返しになってしまっているわれわれには、それほどの緊迫感を一々の病人に対してもちにくいという現実はあるにしても、本質的には２人の人間の出会いであって、ときにはそれが医師と病人として何十年にも及ぶ関係のはじまりになったり、ときには片方が相手に多大の関心を示したのに、種々の事情から１回で終わったり、ときには義務的な診察以上に出られない関係しか生まれなかったり、いろいろである。

私の経験では、医師になって１、２年の間に診た人のことは二十数年後の今日もよく覚えている。少し大げさにいうと、その頃どういうタイプの病人と出会うかが精神科医あるいは精神療法家としてどういう道を歩むかを決する１つのファクターになるように思う。私事を申してまことに恐縮だが、入局２、３年のころ、どうしたわけか割合よい経過をとる統合失調症者に何人かつづけさまに会った。そして彼らがつよい陽性の転移を示すのをみて、この病への個人精神療法の可能性に関心をもった。向精神薬の出現前夜であった当時、そういう考え方は正統でなかった。精神分析家でさえ、統合失調症は転移を示さないというフロイトのご託宣を信じている人が多かった。さいわいサリヴァンやフロム-ライクマン、ローゼン等その方面の業績が日本に紹介されだしていたこともあって、少し勇気づけられ、かなりの時間を数人の統合失調症者のためにさいた。中年以降になってからは、それほど強い紐帯のある関係を統合失調症者との間にむすぶことは稀になった。若干管理的な仕事にたずさわるようになってからは、全くゼロになってしまったといってよい。そういうことをふりかえると「出会い」という概念自体は今日いささか古びてはいるが、精神科の診察のために、とっておきたいと思う。ある人はてんかん患者に出会い、ある人は初老期疾患者に出会う。そういうものだと思う。

初心を忘れると何ごとも日常業務化しマンネリ化する。診察も例外でない。昔ほど興奮患者もいない。2006年現在、入院中心の大精神病院すら、興奮を鎮静するための注射を施行する機会は大幅に減っている。ただし、その際に1人用の個室をふんだんに使用できるという条件があるのだが。

神経内科ができて、診断力を競いあうような神経学関係の病人もわれわれの前からは少なくなってしまった。

その上、精神科プロパーの病人の病像が全体に軽くなっていることは周知のとおりである。病院の立地条件や背景文化にもよるだろうが、外来でやれる病人がますます増える。それはたしかに喜ばしいことなのだが、それだけに診察場面で真剣勝負的な緊張感が医師の方にうすくなることは否定できまい。ただ数をさばくことに追われる医師もおられよう。精神科外来（メンタルクリニック）のある意味での繁栄を背景にしての、今日多くの精神科医に共有の悩みであろう。

上のような事情に流されないためには何か戦略が必要なようにも思う。私はこんなふうにしている。ご参考までに。

病人にあうときは誤解をおそれずに、いつも「狩り」の精神をもつ。毎日の診察から何か１つだけでよいから、いかほど小さくとも獲物をとってくること、自分にとっての新知識をもって診察室から自室に帰ってくることを心がける。そのためには前夜は斎戒沐浴、とまではいわぬが、せめて二日酔いしないほどの節制を課することにしている。もっとも、なかなかうまくいかぬのだけれども。外来診療を外科医の手術と同じと考えている。弓矢の用意もおこたらぬ。弓矢とはひっきょう文献による知識だと私は思うので、この目的のために少しでも内外の雑誌に眼を通す。臨床的な文献をみるのは研究のためもあるが、明日の診察を面白くやるため、少しでも獲物を大きくするためにでもある。少し説教くさくなって恐縮である。閑話休題。

予診者の記入したカルテを一読して、診察室に病人を招じ入れるところから始めよう。

2. 総論的なこと

① 初診時にかけた時間は報われる

長ければ長いほどよいというものではないが、初診に時間をかけると2回目以降の診察が大変ラクになる。時間的にも短くてすむ。極端にいうと、3分診療でもすませることができる。多くの再来者を扱わねばならない今日、このメリットは意外に大きい。報われるといったのはそのことである。

初診には「診断」と「初期治療の第1回目」という2面がある。診断を慎重にするというのは、これは精神科でなくともどこの科でも同じことで、あらためていうまでもあるまいが、精神科や心療内科の場合、診断につづいてする初診時治療の部分にも時間を惜しまぬことが、1つの秘訣と思う。たとえば、薬物療法への疑念をとり去るためのムンテラ。不安神経症者に対する薬物療法とともにする支持療法、うつ病の本人ならびに家族に対するできる限りでの丁寧な説明、妄想病者の医療者に対する猜疑を少なくするためのアプローチ、そして入院のための説得。いずれも時間をかければ、かけただけのことがある。後がラクである。

前章であげた例をここでも受けつごう。

不眠こそ無気力や食欲不振や体重減少などすべての症状の根源と思ってやってきたうつ病の人に対しては、不眠もまた諸症状の１つにすぎないようなχという根源があること、そこを治療しないことには不眠もまたなおらないこと等を、場合によっては図１のような図解をもって説く。

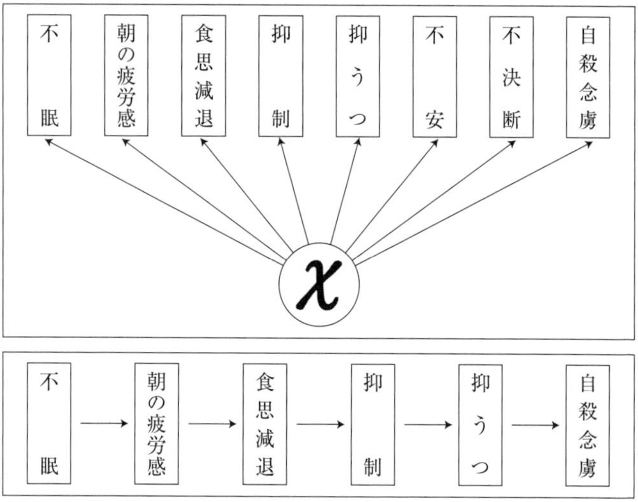

図１

下段のように考えるべきではなく、上段のように考えよ。うつ病と診断がつけば家族も同席させて話した方が効果もよいし、時間も節約できる。その際、「常識的な言葉で分かりやすく」説明するのがコツだろう。なまけでなく病気であること、働き者におこりやすいこと等を病人に伝える。

軽症うつ病者への初診時の「小精神療法」として項目化したもの（1981）があるから、ご参考までに掲げておく。—詳しくは拙著『軽症うつ病』（現代新書、講談社、1996）を—

（a）「病気である」ことを医療者が確認する。「なまけ」ではないことを認める。

（b）できるだけ心理的休養のとれる態勢をとらせる。心理的休養のためには平素の仕事場から離れる必要がある。休業できないとしたら、できるだけ業務量をへらすよう厳命する。できれば、職場の上司にそのことをわかってもらう努力をする。家人には、いたずらに「頑張れ」とネジをまいてはいけないと、これまた厳命する。むつかしいのは、家庭婦人を家庭という職場から少し離して休息させる算段である。

（c）薬の有効性をとく。投薬によっておこりうる不快な副作用を教える。とくに、口渇、排尿困難、いらいら。この際、脳の神経伝達物質とかレセプターといった言葉を使った解説は、通常、こちらの期待ほどには伝わらないことを知っておくべきである。

（d）予想できる治癒の時点を（完治までに多分6カ月はかかると）はっきりと明言する。

（e）治療中自殺しないことを誓わせる。

（f）治療終了まで人生に関わる大問題（退職、転居等）についての決定を延期させる。

（g）治療中一進一退のあることを教える。多くの病気はその快癒期に三寒四温がある。一喜一憂するな。気分や症状のよしあしは2週間単位くらいではかるように提案する。

いうまでもないが、精神療法は心理カウンセリングではない。医学的根拠にもとづいた指示や指導を十分に行う。相手の悩みにひたすら耳を傾けるだけでは十分でない。

以上の指示をするだけでもかなりの時間がかかる。抗うつ剤、抗不安剤を投与するだけなら時間はかからない。しかしそれだけでは精神科や心療内科の診察といいにくい。

もちろん時間をそんなにかけなくてもよい病人もいる。たとえば単純な睡眠障害の人。精神的にはしっかりした神経疾患の人。神経疾患ケースは診断に時間をくうことはあっても、初期治療のための時間は精神医学ケースほどの長さを要しないのがふつうであろう。彼らのなかには、諸般の事情で精神科へきたものの、できれば深くかかわりたくないと思っている人が結構いる。そういう人に時間をかけすぎる深情けはつつしんだ方がよい。全ケースに平等に時間をかけよ、といっているのではない。

② 起承転結をつける

面接は１つの小ドラマである。初診は、予診の場合よりはるかに強く、初回面接的側面をもつ。出会って別れるまで、たとい20分そこそこの短い時間であっても、それを１つの流れとしてうまく構成する。この訓練もまた、心の医師のものだと思う。起承転結をつけるというのはその意味である。むつかしいことではない。少し慣れればひとりでにそうなる。先輩の診察を見学するとき、この点を１つの眼目にするといいだろう。横から見ていると一見ダラダラ話しているようにみえるが、フシがある。

「起」と「結」について述べよう。「起」として私は、要するに「精神科外来というところは必ずしも来やすいところでなかったろうによく来られた」という意味のことを、直接間接に伝えるようにしている。この文脈で必要とあらば、「プラクチカントが何人か傍にいて申しわけないが教育病院なので許されたい」というようなこと、しかし「ここで貴方の話されることを外には出すことは決してないこと」等を伝えることもある。

できるかぎり、扉のところまで自分が歩いていって相手を招じ入れ「私が笠原です」と自己紹介するのも「起」のつもりである。この仕方には思わぬメリットがある。待合室でのクランケのその日の様子を自分の目でみて、入室前にすでにその病勢を予測できるからである。

「結」の方はその裏返しで、無理に連れられてきた、病識のない人、そして診察から全く何の利得もえなかったような顔をして去っていこうとする人に対しても、「貴方が今日しぶしぶでもここへ来たことは意義あることだったと私は思っている」という意味のことを、伝達することにしている。退室時にも入室時同様に送り出すにこしたことはない。といつも思っているが、多忙な外来では残念ながらそこまでできないことが多い。

この「起」と「結」の間をどのように構成するかは一概にいいにくいが、大まかにいえば診断に要する「承」の幕と、小精神療法的な「転」の幕とを分ける。ケースによって「承」の部分の長くなる場合、「転」の長くなる場合など、いろいろであろう。

③ 第一印象

病人の入室時は診療のために大変大事な一瞬である。このときだけはいかに忙しくとも眼はドアに据えるべきであろう。早発感情（プレコックス・ゲフュール）はもとより、意識の障害（といっても勿論自力で入室できる程度の人のそれであるが）や社会適応力の程度等も、このとき一番わかりやすい。病人の方からみれば、一番プレッシャーのかかっている時である。それだけに外から見えやすいサインを彼らが一番多く出す瞬間でもある。

このとき「××さんですか」と声をかけるのも一法である。１つには、カルテの名前をアイデンティファイする点呼という意味もあるが、１つには「名前を呼ばれて」の彼の反応を見るという診断的意味もこめている。

蛇足的だが、私は診察がすんで病人の退室するときの印象も、同様に診断をたすける意味が小さくないと思っている。もう、入室時のような心理的緊張は彼にない。リラックスした状態でする別れの挨拶の仕方は、その人がもっている健康な部分の大きさを示す。ちなみに挨拶というのはその人の「社会性」を知る良い目印の１つである。もちろん倫理的な視点からみているのでない。現実との生ける接触の１つの在り方、年齢に見合う常識の程度をみるためである。

そのほか、退室の際に人のみせる顔はさまざまある。次回の面接日を確認する人、一旦退室した後もう一度ききただしにくる人、何かと質問を補足して退室をしぶる人。それはそれで１つの所見である。

一昔前は第一印象として「ラポール」の有無、良否をやかましくいったものだ。訳すれば「疎通性あるいは感情の疎通」といえようか。当時の精神科の診断の眼目は、初期の統合失調症の人を早く見つけることだった。青年期の神経症やうつ病から統合失調症を区別するにはこれがよい目印だった。部屋に入ってきた患者さんから受ける印象として、いい指標だった。元気がなくて寡黙になるというのとは、似て非である。

今では、統合失調症の人の示す病的表現が全体に軽度になったからであろうか、かつてほどラポールの有無は重視されない。一見したところ、ラポールのよい統合失調症の人もいる。ニコニコして愛想のよい統合失調症者さえいる。だから絶対視はいけないが、気になるときは遠慮なく「ラポールが乏しいのが気になる」と書いた方がよい。そうしておいて、ゆっくり診断すればよい。

近年、認知心理学が優勢になって、感情心理学が背景に退いた。何かというとテストできる脳機能として「ニンチ」「ニンチ」といわれるが、予診、初診で重要なのはテスト以前の疎通性であり表情であり、要するに感情であろうと思う。

もう1つ昨今使われなくなったのは、統合失調症状態が一定期間続くと後に残る、ある種の人格欠陥状態の記述である（133頁）。このごろは蔑視的な用語を使うことへの抵抗感が精神科医の側に強く、その上、EBM的に証明できない曖昧さが嫌われることも重なって、感情レベルと同様に人格レベルもあまり記述されなくなっている。記述の頻度が減ると、当然医師にその目が失われる。DSMの残遺型（統合不全型）という亜型にもっと注目してほしい。

④ 初診の「記録」としての意味

初診は記録として重要である。10年後にその人が再診してきたとき、初診記録がしっかりしていれば、大いにたすかる。カルテが自分のメモであるのなら、適当に書いておけばよいが、万人用の記録と考えると、なぐり書きもできない。まして昨今は医療過誤問題などとの関連でカルテの記録性がいわれる時代である。心しなければと思うが、私自身もなかなか完備したカルテを書けない。時間が十分にないからである。後に述べるが、せめてものカルテの記録性への配慮として診察直後に短い「サマリー」を付することにしている。(133頁参照)

このかかわりでいえば、カルテに病人と診察者の会話の逐語記録を書きとめる“風習”がわが国の精神医学教室の多くにあるが、あれは今日再検討に値しないか。私が病人ならイヤだろうと思う。ときどき鑑定人として法廷へよびだされ、自分の発言が速記される。もちろん十分予期していることだが、あのときでさえ、決していい気持でないのだから、そんなことを全く予期せずにきたのに、診察室で問答を逐語的に記録されるというのは、イヤなことであろうと思う。自分の身体所見が医師によってカルテに記入されるのを横で見ているのとは、全くちがった状況だろう。

その上、医療者側にもメリットは意外に小さいのでないか。後でそのときの逐語記録を熟読する人なら役に立つかもしれないが、私自身は稀にしか(逐語記録があっても)よみかえさない。後述のサマリーの部分はしばしば読みかえすけれども、シュライバーが急いで書く、長く、かつ読みにくい逐語記録をよみかえすことは、そんなに度々はない。シュライバーも逐語記録をかくことから開放されると、もっとよく先輩医師の診察の細部に眼をやる余裕ができるというメリットがあるだろう。精神医学がいわば神経学的精神医学、記述的精神医学、診断万能的精神医学、あるいは検事的精神医学であった時代の遺習といったら言いすぎか。

あるいは、1960～70年代にはじまったロジャース流の教育カウンセリングの影響があるかもしれない。今でも心理カウンセラーは私たちからすると驚くべく長い記録をとる。

たしか精神分析医は40分のセッションがおわると、そのレジュメというかサマリーを、のこりの10分か15分でかくときいた。あるいは記録をとってもよいかと被分析者にことわって、面接中ときどき書きとめるということもするらしい。ただ精神分析治療とちがって健康保険制度下で数多くの人たちに時間を配分していかねばならぬわれわれには、なかなかそうはゆかない。もっとも、シュライバーと息が合ってくると、逐語記録でなく、こちらが書いてほしいと思う要点だけを記入してくれる。そういうシュライバーはその上級医師からは十分習うべきものを習いとった人といってもよいだろう。

⑤ 開業医用の一工夫

開業医になって自分で予診をとり、初診し、そして再診以後も自分でするようになった。いきおい予診のとり方にもサマリーの書き方にも開業医的に１人用の仕方を工夫しなければならない。そのことを少々補足する。

１）サマリーには、次回の診察前に自分が読んで「ああ、この人だった。そうだった」と瞬時に気付くような特徴を書き込むのが大事である。

たとえば「何月何日から２泊３日でどこそこへ旅行するといっていた」といった記述をする。また「体重が何キロ増えたと気にしていた」と書いておくのも次回に体重をいまいちど質問することにつながってよい。それは医学的な意味もあるし、あなたの言ったことを記憶しているということを伝える意味がある。

２）日々の苦痛の具合を何らかの方法で書いてきてもらう。私は慢性うつ状態の人には○△×で、午前－午後－夜に分けて調子を「大まかに」記してきてもらい、それに基づいて問診し、補足を聞き、ついでにそれごとカルテに貼り付ける。短い時間で内容のある問診をするための工夫である。

メンタルクリニックの診察は、長ければ長いほど良いというものでは決してない。診察時間が精神分析のように45

分なければならないというものでは決してない。しかし、それなりに内容のあるものでありたい。そのための証明もいるだろう。健康保険制度の時代である。これはそのための一法にもなろう。

表1

	午前	午後	夜	メモ
2月1日	×	×	△	
2月2日	×	×	△	「死にたい」と思うこと一度あり
2月3日	×	△	△	
2月4日	△	△	△	この日は登校した
2月5日	×	×	△	
2月6日	△	△	○	
2月7日	○	○	○	
2月8日	×	×	△	特にストレスがないのに悪かった
2月9日	△	△	△	

3．診断のためのいくつかの要点

① 体因性→内因性→心因性

初心の人が初診をするときの診断のお作法として何かよいシェーマはないか。先に述べたように、チェックリストを使う前段階の診断法である。

表2

身体的基盤のある精神障害
↓
内因性の精神障害（統合失調症、気分障害など）
↓
環境への不適応としての精神障害 （性格障害、神経症、心因精神病など）

まず第1に体因的な可能性、いいかえれば「身体的基盤をもつ精神障害（シュナイダー）」の可能性を考える。それが否定できるか、ほとんど排除できるとき、はじめて2番目の内因性の精神疾患（統合失調症圏のものとうつ病圏のもの、ともに軽症者を含めて）の可能性について検討をはじめる。そして内因性疾患の可能性もまた否定できるか、あるいはほとんど排除できると考えたとき、はじめて3番目の心因性、環境因性の場合を考慮する。決して逆をやらない。

これはヤスパース(Jaspers, K.)、シュナイダー(Schneider, K.)のハイデルベルグ学派が20世紀前半に作ったやり方である。日本の精神医学は昔からこれでやってきた。私はこれからもそうであることを望む。米国精神医学と並列的に。

序文でも述べたが、DSMもICDも（とくにDSMは）原因診断に関して多くを述べていない。「身体的原因のある精神障害」に関しては、さすがに軽視せず、冒頭に項目をいくつか掲げているが、次にくる2つの内因性、心因性という原因論の用語はでてこないし、それらを区別するために欧州の精神医学が20世紀のヤスパース、シュナイダー、クレチマー等を通じてしてきた、ことこまかな考察もここにはみられない。

よくみれば、神経症という概念はDSMから消え、文字通りの心因反応をいう意味の「適応障害」が別立てにされ、その上、精神分析知見に冷たいから、概して心因的原因論に冷淡、とみてよいだろう。多分、脳研究の〈大〉時代に入り、心因性疾患にすら脳の局部を病巣とする研究がもてはやされるのであろう。それはそれで1つの進歩なのだが。

実は欧州の原因論も、そして健康保険下にあるわれわれの原因論も、薬物療法の出現以来であろうか、昔ほど心因論に荷担しないようになっている。

精神科医というと「心因性」を第1に考慮することの専門家であるかのような誤解が外部の人によってしばしばもたれるが、そうではない。たしかに精神科医は「精神現象の病的側面へのアプローチ」を専門とする者だけれども、そのことは「精神異常現象の淵源を何よりもまず精神的原因の探索から考えはじめる」ということと決して同義ではない。精神「医学」であるからには、やはり体因→内因→心因の順序にしたがうべきで、前二者が否定できたとき、はじめて心因的な可能性を考える根拠を与えられる。とくに初診時は誤診をさけるため、いささか頑なに上の原則を守る方がよい。

なお、私自身は内因精神病にアプローチするのに心理的環境的研究方法をえらび、臨床的諸事実の背後にひかえる軽重さまざまな「精神病理学的構造」を見出すことを目標にしてきた者であるが、しかしそれは「研究の方法」である。研究上たまたま心因論的アプローチをとっているだけである。研究が心因論的アプローチだろうと器質論的アプローチだろうと、病人をみる診察のお作法はそれとは無関係でなければならない。あたり前のことだが、ときどき混同されるので念のため。

診断に迷ったら、いつも一番上の可能性に立ちもどって、つまり身体的基盤をもった精神障害のところに帰ってもう一度やりなおす。精神科医には次に述べるような「精神医学的猥雑性」とでもいうべき悪癖があって、ともすれば人の心のひだの奥深く手を入れたがるところがある。(少し表現がひねくれているかもしれないが、お許しを乞う。)心因的可能性をできるだけ大きく考えるとか、深層心理学的可能性に必要以上にこだわるとか、しがちである。少なくとも初心のうちはそうしない方がよい、というのが私の持論である。次のようなケースが稀ならずあるからである。

② 精神医学的猥雑性を排す

初診時41歳の男性、さる中企業の専務、大学卒業後営々としてはげみ、今日の地位をえ、すでに3年になる。家庭は妻と息子1人。円満である。

この人が紹介状をたずさえて1人で病院へやってきたのは、次のような明白な「心因」(?)のゆえであった。つまり、実母の突然の脳卒中による死以後、「自分がもっと気をつけておれば」という後悔が頭から離れなくなり、だんだん眠れなくなり、がまんできなくなったからだ、ということであった。

母の死は文字通り寝耳に水であった。自分もそして今1人の同胞である弟も、ともに生地をはなれて暮らし、母は郷里に1人で住んでいた。しかし、まだ59歳という若さであったから、本人も誰も死に対する予備的な心構えを全くしていなかった。ところが、あとで知ったことには母はすでに何年か前から高血圧に悩んでいたらしい。それをもっと早く知っていたら、何んとでも手の打ちようがあったろうに、とりかえしのつかぬことをした。そういう思いが、頭から離れなくなってしまった。そういえば、死の10カ月前、母を訪ねたとき痛風だといって１人で母は臥していた。あの時母は私に「一緒に住もう」といって欲しかったのではなかったか。後悔ばかり頭にひっついて離れない。精神安定剤をのんでも、2、3時間すると夜中に目がさめて眠れなくなる。朝の気分がいかにも重い。そして昼間中イライラしている。何とか仕事には出ているものの、同じことばかりグルグル頭をめぐり、決断力がなく、専務という重職をこれからつづけていく自信がなくなってしまった。そういうのであった。

「近親者の死」にひきつづいておこる上のようなうつ状態の人は、世の中にはきっと大勢おられるだろうが、精神科へこられることは案外少ない。私の経験では、人はかなりの精神的不調におちいっても、それが明白な心因による、止むをえざる状態だと自他ともに考えるときには、精神科を訪れようとなかなかしないものである。理由のある不調だから。かなり長いうつ状態にあっても「病気」とは考えない。精神科医に助けを求めない。少なくとも今のところはそうである。その意味で本例は、いくらでも外来ケースとしてありそうで、案外少ないものの１つである。

「近親者の死」につづく精神異常に出会ったとき、われわれがさしあたり考えるのは次のような場合であろう。

1つは異常悲哀反応（Pathological grief reaction, abnorme Trauerreaktion）、死別反応（Bereavement）であろう。フロイト等によって明らかにされた「喪」という心理的作業が何らかの理由でスムースに経過しない場合である。反応の仕方や反応の長さ等について種々の異常性が記述されている。

それから第2は、心因うつ病、反応うつ病を考えるのが常識であろう。「異常悲哀反応の1型としてのうつ病」と考えてもよい。DSMは喪失後2カ月を経てもなお続き、かつ6つの条件（V62, 82）にあう場合にのみ「大うつ病性障害」とするよう提案している。

母の死はこの上ない心因であったと本人自身いっている。ヤスパースの厳密すぎる「反応」概念にてらしても、心因的出来事との時間的な密接な関係、そして思考内容と出来事との一致、いずれも「心因」というにふさわしく条件をみたしている。母の死後半年をへた今日、41歳の彼が母の死に今なおこだわりつづけるのをみれば、母と彼との関係に、ある種の複雑さがあったにちがいない。少し心理学的な知識をかじった人なら、誰でもすぐ想像する。わが予診者もそのことにいち早く気づいて、彼の陳述をたくみに誘導し、次のような側面をあきらかにすることに成功した。

母の死への彼の自責は、実は母の死をめぐっての弟への憤まんと相たずさえていた。母の死はまず弟へ通知された。弟の方が遠隔地にすんでいるのに。自分が長男であるのに。それのみか、弟は母に高血圧のあることを生前から知らされていたらしい。しかし母は長男である患者にはうちあけていなかった。弟も弟である。それほど大事なことを自分に知らせなかったとは。

予診はそこまでを明らかにしてくれた上、彼の性格が「生来元気ではあるが、他面すこぶる細かい神経の持主であり、物事をはじめると徹底的に完全に追求する性癖があること、仕事好き、子ぼんのう、社交的、エネルギッシュなこと」、そして身体的既往歴に軽症の糖尿病と痛風があり、食事療法下にあるが、経過は良好で自分でも気にやんでいないこと、精神的既往歴として大学時代眠れなくなって４、５カ月苦しんだこと、酒はほとんど全くといってよいほどのめないこと等を、ともにあきらかにしてくれていた。

上の予診をもとに初診者となった私が初対面したこの患者は、大柄で肥満型の、しかし焦躁をかくせず、ややオーバーな所作で助けを求める、一寸見には金融関係の仕事の専務とはみえないほど、疲れきった男性であった。そして一通りの問診と身体の診察がおわったころ「実は母と自分のことについてもう少し話したい。予診では言おうかどうか迷っていたのですが」と切り出した。

彼は庶子であった。母は若い頃その地方で名の売れた芸妓であった。多忙な若い母とは8歳までほとんどともに暮すことはなかった。一緒に暮らすようになったのは、8年下に異父弟が出来、この異父が財力のある人で、彼ら母子に住居を与えたからであった。彼は自分の父について知らされていなかったわけではなかったが、関係は疎遠であった。彼の父が母にとって異父ほどの財力も魅力もある人でなかったことはたしかであった。彼は上のような事情下に大学は東京へ出て下宿生活に入り、勤務先も東京に得た彼はそこで結婚し、ついに母の死まで母と弟一族から距離をとって生きていた。母の家、弟の家、異父の家から。

しかし、母は決して怨みの対象ではなかった。というよりむしろ、母にかわって母の「怨みをはらしてやる」「今にみておれ」、そういう自分の努力を裏打ちする力は、すべて母からきていた。母がいなくなったら、もう自分には努力するということの意味がないように見える。それに、母は母というより姉のような年恰好だった。18歳のときの子である。

以上のようなことを、一気に、ぶちまけるようにしゃべった。

私が押しとどめなかったら、彼はおそらくもっとしゃべったにちがいない。初診医の私が彼を押しとどめたのは時間がないという理由からではない。ともあれ睡眠をとり休養することが先であること、またいずれそのお話のつづきを貴方がなさろうとお思いのときがあれば、いつでも喜んでうかがうが、今日はこれくらいにしておこう。そういう提案をした。

私の診断は「母の死」という心因的出来事によって、「誘発された内因うつ病」であった。もちろん、その程度は精神病と称するにたるほどひどくはない。新しい診断基準（ICD－10）でいえば「中等度」であろう。笠原・木村分類（78頁）を使わせていただければ、Ⅰ－3「心的葛藤の二次的露呈」になる。

経過はまず典型的で、4カ月後、主観的・客観的にすっかりよくなり、出勤を許可され、6カ月後一切の投薬をやめた。5年後、一旦しりぞいた専務の位置を再び得て、元気にやっていることを妻君の手紙でしることができた。「必要とあればいつでも」といっておいた彼の生い立ちについての、小説よりも奇に思える部分を、私はそれ以後きかされること

表3　国際分類（ICD－10）（1993）の「気分障害」のなかのうつ病エピソードの項

F32	うつ病エピソード
F32. 0	軽症
00	軽症で身体症状を伴わないもの
01	軽症で身体症状を伴うもの
F32. 1	中等症
10	中等症で身体症状を伴わないもの
11	中等症で身体症状を伴うもの
F32. 2	精神病症状を伴わない重症うつ病エピソード
F32. 3	精神病症状を伴う重症うつ病エピソード
30	気分と調和した精神病症状
31	気分と調和しない精神病症状
F32. 8	その他
F32. 9	特定不能

注：「気分と調和した精神病症状」とは心気、罪責、貧困、否定、主題をもつ妄想などをいい、「気分と調和しない」のは迫害、誇大等の妄想をいう。

表4　笠原・木村の分類

	Ⅰ型	Ⅱ型	Ⅲ型	Ⅳ型	Ⅴ型	Ⅵ型
	メランコリー性格型うつ病	循環型うつ病	葛藤反応型うつ病	偽循環病型統合失調症	悲哀反応	その他のうつ状態
心的水準の高低	Ⅰ−1 単相うつ病	Ⅱ−1 うつ病相主導（（短い軽躁期ありの）soft bipolarityを含む）	Ⅲ−1 神経症レベルのもの	Ⅳ−1 うつ病像のみ	Ⅴ−1 正常悲哀反応	
	Ⅰ−2 軽躁の混入	Ⅱ−2 躁とうつの反復	Ⅲ−2 逃避・退却傾向のあるもの	Ⅳ−2 躁病像の混入	Ⅴ−2 異常悲哀反応	
	Ⅰ−3 葛藤の二次的露呈	Ⅱ−3 躁病相主導	Ⅲ−3 精神病レベルのもの	Ⅳ−3 統合失調症症状の併存	Ⅴ−3 精神病レベルの症状の混入	
	Ⅰ−4 非定型精神病像の混入	Ⅱ−4 非定型精神病像の混入				

なしにすんだ。

以上のような見方は、つまり、内因性うつ病の可能性がのこる以上、その心因性への配慮は一先ずさしひかえるといったやり方は、68頁の表2にしたがってのものである。しかし、このやり方は彼にとっての「母の死」の意味をあまりに軽視しすぎるものであって、精神科医らしくないという非難をうけそうな気がする。たしかに彼と母との関係には由々しい問題が伏在していたであろうし、それが彼の今回のうつ状態の発生に全く関係ないとはいえない。彼のそのような歴史なしには「母の急死」は引金たりえなかったのかもしれない。原因的には、だから「共に」関与したというべきだろう。理論的にはそうなのだが、しかし、そうだからといって私たちは何も彼と母との関係の秘部に必要以上に立ちいることはない。そう私は自分の臨床経験からいいたいだけである。私たちの目標は、病人の治療にあって、病人の心理の解析にあるのではない。その心理の解析にあたるのは治療に必要な限りにおいてであって、決して解析のために病人を利用することではないだろう。

できることなら浅く切開することで癒したい。かりに病人の心のひだについて何がしかの推論ができたとしても、暴露しなくともよいところはあばかない。このケースの場合など、若干の精神分析学的知識があれば、もっと立入った解析をこころみることはそんなにむつかしいことではなかっただろうし、また病人もそれを望んだかもしれない。しかし、病人が望むからそうしてよい、とは必ずしもいえまい。この点は心にかかわる初診医にとって、重要な禁欲、だとさえ私は思っている。病人に必要以上のことを「告白」させる理由は何もない。私が初診で、彼の「告白」的陳述を途中でさえぎったのは、そのような考えにもとづいてであった。

もう1つ、同じような例をあげさせていただこう。

36歳の女性。この人は実は家庭をもった男の人との関係をすでに十数年にわたってつづけており、2人の間には9歳になる男の子さえなしている。生計は男の援助のみでなく、自らの不定期的なアルバイトからも得ている。ところが、たまたまその数カ月前、アルバイトの仕事場が配置がえになり、長年つとめなれた職場から新しい職場へ移った。新しい職場が、自宅に比較的近いところだったため、近所の顔みしりの人に会う可能性が高くなり、そのことで気をもんだ。なぜなら、近所では松田という男の苗字を名のっているのに、職場では笠井という本名である。このくいちがいを近所の人にみやぶられたりしないかと案じたからである。しかし、案じるほどのこともなく、新しい職場にも慣れてきたと気持ちの上では思っていた矢先、転勤約1カ月くらいしてから、次第におっくうになりはじめ、なんとか仕事にはいくものの、朝がつらく、いっそのこと、と思ったりするまでになり、とうとう我慢できず、男の人と相談の上、一緒にやってきた。

症状的には過眠、過食がある点が特徴的だが、性格や発症契機（転勤と負荷軽減）からみて、まず軽症の内因うつ病であることはまちがいなかった。

この人は、最近はじまった不安や抑制が今までの長い結婚上の葛藤とは関係のないことを自分でも予感していたので、診断のみならず治療もしやすかった。内因うつ病としての治療がこのことを証明した。1週後には精神的にも安定しだしたといい、2カ月後には治療をおえた。このケースなども、精神科医としてはその「心因性」の証明に食指を若干うごかしたくなる対象だろう。それは、しかし初期治療としては邪道だと私は思う。

③「神経症に心因なし」

68頁の表2の2番目の内因性の疾患、つまり統合失調症やうつ病が、完全にでなくとも、ほぼ否定できたとき、第

3の心因・環境因性の疾患を考える、というのが私の初診時のお作法だが、さて心因・環境因はどの程度同定できるか。私の結論を先にいうと、初診時その心因が一見して明らかにできるケースはきわめて稀である。もっとも、少なくとも都市部では、とつけ加えるべきかもしれない。神経症という大枠の診断はついても、何回面接しても何も心因と称するにたるほどの出来事がない。そういうケースの方がふつうである。初心の時代、神経症の病人に文献記載のごとくに、みごとな「心因」が一向にみつからないことでガッカリさせられた経験が何回もあった。よく考えてみれば、文献にあるのは特殊例、1例報告ものである。日常のケースのなかには、おかしな表現かもしれないが、そんなに「華々しい」生活史、そんなにミエミエの「きっかけ」をもったケースはごくごく少ないものだと心得られよ。フロイトの時代から現代への時代的変遷も考えに入れるべきかもしれない。セックスや攻撃性の抑圧度は明らかにかつての時代ほど強くはない。現代、古典的ヒステリーが青少年はいざしらず成人に減少していることは諸家の指摘しているとおりである。要するに、専門家にとっては、神経症とは啓蒙書がみせびらかすほど猟奇的な病気ではない。

もっとも、心因という概念の曖昧さもここで考慮に入れておく要があろう。私は大まかに「近因的心因」と「遠因的心因」に二分して考えることにしている。近因とは今日の病態の出現と比較的密接して生じた前駆的出来事。遠因とは、たとえば幼児期の出来事をいうときのように、はるか昔のそれである。遠因は、したがって、より素質に依存した出来事か、より環境的出来事か区別がつかない。かりにそれが環境的出来事であったとしても、必ずやそれについての病人の追想は歪曲をこうむっていることであろう。たとえば、幼時期のある時期、母親のネガティヴな面をあまりにも敏感にみてとった人がいるとする。いわゆるバッド・マザー像である。そしてもう一方の良い母親像とうまく統合できなかったとする。以来、この問題は一旦は抑圧され、思春期にいたって、あるいは病的退行の状態において、表に出てきた。それは昔たしかにあった体験だが、元来歪曲された体験であった可能性が大へん大きい。

そうであってみれば、かりに予診者が、ある遠因的出来事を重々しく記述していたとしても、初診の段階ではそれほど重視しない方がよいだろう。初診の段階で問題にできる心因とはせいぜい近因の域を出るまい。その近因的心因だって、外来のごくふつうの神経症ケースにはそんなに多くない。

むしろ、統合失調症や躁うつ病や非定型精神病（満田）や妄想障害の発症に際して、わりあい特徴的な出来事のみられるものである。現在の米国式ないしWHO式精神医学は「ストレス」という無味乾燥な用語でもって特色を脱色してしまうが、たとえば若い統合失調症の人では失恋的な体験、中年のうつ病の人なら何かを失う体験などは相当に特徴的だろう。

非定型精神病（満田）は一面で内因性障害の中では一番生物学的側面のはっきりした病気であるが、おもしろいことに、はっきりした心因が引き金になることの多い病気でもある。もちろん、妄想障害についてはドイツのクレッチマー（1888～1964）以来心因の関与は周知のところであろう。彼は「敏感関係妄想」という概念の提唱において「性格」と「環境」と「鍵体験」（心因）の3語に注目を促した。今でも私には達見に思える。

これに比すれば、「神経症に近因的心因なし」、いや正確には、ちゃんとした症状神経症には近因的心因は見出しにくい、というべきだろう。逆説的に聞こえるかもしれないが、そういえると思う。

ただ、先ほど「都市では」と但し書きをつけたが、郡部に住んで、比較的変化の少ない生活を営む人々の中には、今日でもはっきりした心因をわれわれに容易に同定させてくれる人がいる。但しそれも、ときどきである。たとえば、近隣のある人から4年間排斥をうけつづけ、なんとか頑張りぬいてやっとこのごろ相手も攻撃してこなくなってホッとしたら、皮肉にも不眠になってしまった。そういって五十がらみの婦人がこの間やってこられた。この場合など近因的心因のはっきりしたノイローゼとみて、まずはよかろう。しかし、この場合でもこの近因が現実の出来事か、あるいは、妄想か、あるいは、その中間くらいのことなのか、検討を要する。また、先ほどの順序でいえば、内因性うつ病の可能性ものこっている。とくに、ドイツ人のいった負荷軽減（Entlastung）に際してうつ病性の症状がはじまるという発病の仕方などは、少し気になる。

以上要するに、次のようなことである。近因的出来事は神経症圏のケースのなかには却って見あたりにくい。少なくとも、こちらがはじめから心因を予測して探したりしない方がよい。そんなに「ミエミエ」の心因のある“神経症”はほんとうの神経症でない。レッキとした神経症の心因は元来かくされた葛藤的な性質のもので、結構長期間伏在していて、それほど劇的ではない。

④ パーソナリティの病気

神経症については、心因もさることながら「パーソナリティのかたより」にも注目する。パーソナリティの問題を分母とすることにおいてはじめて、ある出来事、ある体験が心因的力価を獲得する。パーソナリティの問題である以上、生活史と不可分のところがある。

パーソナリティ障害（PD）といっても執着性格とか森田神経質といった、いわば健康範囲内の小変異から、境界型とかスキゾタイプといった中等度のそれを経て、病的虚言症とか触法行為を多発する重いタイプまでいくつかの段階があるが、1980年以降米国のDSMのおかげでわれわれは１つの現代的モデルを与えられた。なかでも「自己愛型」と「境界型」は神経症やその関連で考えるべき現代的未熟性について不可欠の知識を提供してくれた。「スキゾタイプ」も今日増加した社会退却型の人を考えるのに有用な人格型であろう。

このほか、初診者にとってのパーソナリティ障害論としては、このごろあまり話題にならないが、フランスのエイ（Henri Ey）の独特の考え方がおもしろいと思う。彼は表5のように精神障害の全体を２種類に分け、その１つをパーソナリティの障害と名付けた。ちなみにヨーロッパ圏での臨床医を１人挙げよといわれたら、私は躊躇なくこの人を挙げる。

表５　Ey, H. の精神障害の分類（1968）

意識野の障害	パーソナリティーの障害
躁うつ性気分変調 離人状態 幻覚妄想出現状態 朦朧・夢幻様状態 錯乱・夢幻状態	性格障害的自我 神経症的自我 精神病的（狂的）自我 痴呆的自我

典型的な神経症（的自我）は彼によれば、妄想病や統合失調症と同じくパーソナリティの病である。ただその程度が軽いだけである。軽度とはいえ、しかし自我ないしはパーソナリティの統合性がそこなわれる点は同じ。自己と他者との関係のなかにあって「ほんとうの自分」を模索しつつ首尾一貫した動きをする力をもたない。そう彼はいう。（たとえば大橋博司訳『意識』２巻〔みすず書房、1969、1971〕；大橋ら訳『ジャクソンと精神医学』〔みすず書房、1979〕等）

エイの分類によると、うつ病や離人症は「意識野（champ de la conscience）」の病理に入る。「うつ病」を意識の病理群に入れるのはわれわれの常識と一寸くいちがっているが、その完全な回復可能性を考えると、面白い見方である。また「パーソナリティの障害」の系列中でも、性格障害的自我は神経症的自我より軽い障害のところにランクされている。この点も少し奇異に見えるが、よんでみると、出てくる神経症ケースは病的虚言症など、かなり重い性格障害ケースであって、われわれの日常みる神経症ケースと大分おもむきをことにする。その問題はここではこれ以上論じないが、エイの考え方を敷衍して、大方の神経症もまた「パーソナリティの障害の１種であり、したがってレッキとした精神医学的疾患」であると前提して初診にかかるか、あるいは今日流行のストレス病、生活習慣病と考え準正常人扱いをするか、２種がある。今日の神経症には実際に両方の極があると思う。が、精神科医としては一応は前者の見方「も」できる方がよいように私は思う。

神経症というと、ともすれば、「疾患にあらざる」「ぜいたく病」として軽視され排除される傾向がある。とくに、ドイツ系の精神病理学に学んだ世代であるわれわれの時代には、その考え方が強かった。たとえば、シュナイダーの書物には「疾患とは身体疾患である」とある。この考え方は、いってみれば、神経学的精神医学の発想の延長であろう。精神神経科という看板の中の神経学に重きをおいた発想であろう。

エイのそれは、いってみれば、逆に精神医学に重きをおいた発想である。エイは、こうした神経学寄りの発想を「精神医学殺し（psychiatricide）」と呼ぶ（エイ『ジャクソンと精神医学』大橋博司ら訳、みすず書房）。エイの仕事は精神医学を神経学でも心理学でもない、独自の学問領域たらしめるようとしたものであった。彼は、ともすると精神医学は心理学に合併吸収されたり、神経学のカサのもとに入れられたりして、その独自性を失いかねないという危機意識をつねにもっていた。私もエイのこの考え方には賛成である。ちょっとナルシスチックといわれるかもしれないが、やはり人間の心とか個人史を扱う医学である。神経学や公衆衛生学に還元しきれない部分があって当然であろう。

なお、誤解なきように一言つけ加えると、「パーソナリティの障害」だからといって改変不能を意味するものではない。たとえば、青年期の「境界型パーソナリティ障害」など結構よくなる人がいる。とくに女性の場合。但し、うつ病におけるような、つまりエイでいうと「意識野の病理」の場合のような短期の治療は、原則として、神経症や統合失調症など彼のいう「パーソナリティの障害」のときには不可能だろう。長い。精神分析にしても、森田療法にしても、そのことをよく示している。

⑤ 心的エネルギー論をもう少し活用しては

この10年、精神薬理学は脳科学の進歩と相携えてわれわれの使用する薬物の脳における働きを急速に明らかにしてくれた。そのおかげで、精神医学も医学としての体裁を一段と整えたことはうれしいことである。

しかし、ここで述べている診察室の作法として脳科学の新知見が利用できるようになっているか、というと、まだまだ可能性は低い。神経伝達物質のなに1つとして診察室で簡便に血中濃度を測定でき、したがって精神状態の判定や処方の変更に利用できるかというと、まだ無理だ。わずかに可能性として脳の血流を簡便に測定できればよいのに、と思っているくらいである。というわけで、現在、われわれが診察室で利用しているのは、旧態依然として病人の表情の変化、病人の表白する主観症状、観察される客観症状、社会適応の程度である。わずかにこれに家人の評価が加わる。このことは薬物の出現以前と変わらない。依然として精神科医は今後も人間観察の技をみがかざるをえない。

しかし、私は脳の機能を考えるなら、部分的な認知機能と並んで、全体的な病人の「心理的エネルギー水準のそのつどの高低」を推測する仕方もまた実際的だと思う。事実、少し慣れた診察者なら診察時無意識的に計測しているように思えてならない。精神病レベルに近いとか、もうそろそろ復職してよいのでは、といった具合に。むしろ、このことを私は意識的、積極的に行った方がよいと思う。私はこのことをいつも考えながら診察してきた。軽症うつ病を例にとって述べる。

軽症型は薬物療法下によくなるとき、どうも一定の傾向があるように思える。心理的水準でいうと、不安感・憂鬱気分のレベルから意欲低下（おっくう感）のレベル、ついで喜びの欠如（pleasureless）のレベルを越えて、治癒していく（図2）。

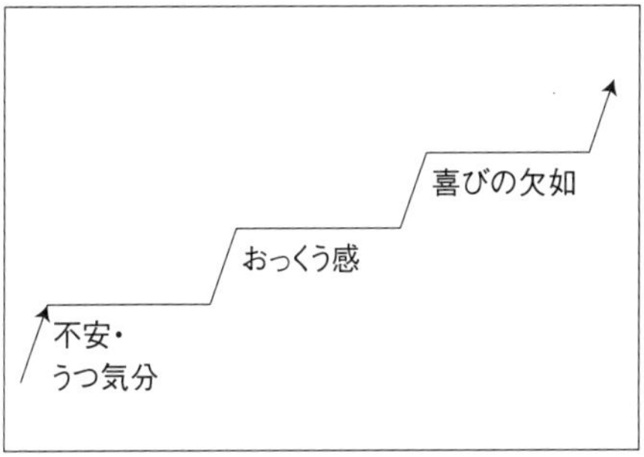

図2

とくに、2段目の「おっくう感」の時期は長く、本人も家族も医者も病気か病気に入らないのかととまどう。主観的にも客観的にも、苦しくはないが、ゴロゴロしている。この時期を経て、快方へ向かう。この「おっくう」の比較的長い時期を通過しないと治癒への展望は開けない。

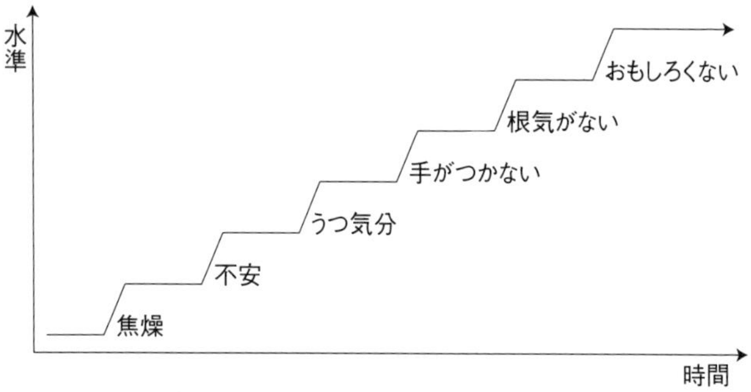

図３　経過予測図

もう少し長いスパンでみると、図３のようになる。

うつ病の治癒は「社会参加の成功」「快感の回復」がないと完治とはいえない。「うつ気分の消失」だけではまだ中途段階である。うつ病でも（統合失調症同様に）「社会性の回復」が必要である。人の中へそれほど苦にせずに入っていける。そしてグループ仲間、仕事仲間と交流でき、かつ欲をいえば、もう１つ各種の「快感」の回復がそこに伴走することが望まれる。たとえば、若い主婦なら子育ての喜びが、サラリーマンなら仕事好きの喜びが、老人なら朝のさわやかさの実感が回復しないと「なおった」といえない。さらにいえば、性欲・食欲の真の回復にも「快感の回復」が一役買うであろう。

4．初回面接のために

① 了解力について

精神科や心療内科の診察では「内面の話を聞く」「心理を了解する」といった作業がウエイトを占めることはあらためていうまでもない。治療となると、そのウエイトはとくに大きくなる。そして話を聞く力、了解する力をたかめるための訓練については誰もが腐心するところである。医学部教育では今のところそっちの訓練は皆無に近いから、いきおい入局後にはじめるしかない。

最近は質問紙法によるチェックリストを、診断に際して重視する傾向が世界的にみられる。それは、心という無形のものを診断するに際して不可避におこる、診断者の個人的恣意的な部分をできるだけ減らし、結果を世界的に比較を可能にするという大きな長所をもつのだが、２つ良いことはない。自分でチェックリストをやってみて思うには、これだけに頼ると、面接に際しての了解的な態度はどうしても弱くなる。

もちろん、患者さんのなかには心理面を表明するのが苦手な、あるいはそうすることに抵抗感を覚える人もいて、診察者との間に質問紙レベル「以上」の会話の成立しにくいこともありうる。ちょっと神経学のケースに似ている。患者さんばかりでなく医師の方にも、了解の苦手な、あるいは了解にあまり価値を置かない人がいて、そういう人同志の組み合わせになると、診断は「チェックリスト精神医学」あるいは「チェックリスト心身医学」で十分ということになる。

私は心の医学にかかわるものとして、それでは少しばかり残念に思う１人である。初診時に話題にとり上げるかどうかはともかく、病人のそれぞれが生活史や家庭をもっており、一見無機的に見える症状のそれぞれにも背景があり構造がある。そう考えるなら、初診に際しても、「了解」という側面を忘れるべきでないと思う。その上、多くの患者さんは悩みを聞いてもらおうという気持ちを心のどこかに持つからこそ、精神科や心療内科を訪れるのである。

まずは、「了解の必要なのは心因性の病気で、内因性と体因性のそれには不要である」という誤解に対して一言。

老人性痴呆等がいかに脳の老人性変化とそれにもとづく

心因性環境因性不適応との合作であるかは、少し考えればわかることで、事実、臨床的に老年認知症患者への小精神療法が想像以上の好結果をもたらすことを証明している人は多勢いる。医師の倫理としてだけではなく、科学的根拠からもわれわれは「身体的基盤をもった」精神障害に対しても、「説明」と並んで「了解」という方法を駆使した方がよい。

体因性の精神障害についてもそうだから、内因性精神障害ともなれば、もっと要る。たとえば、統合失調症についてもいえる。この病気は何年かに一度くらいの程度で波(エピソードもしくはシューブ）のあることを特徴とするが、もっと足の短い変化もあり、場合によって日々の病像も想像以上に動く。とくに初期にはそうである。新しい病人だけでなく、病歴の長い病人すら、その不変の外観のうしろで、微妙に病像を変化させていることをブロイラーがDie schizophrenen Geistesstorungen, Thieme（1975）の中で詳しく述べている。それには良い方向への変化と悪い方向への変化があるらしいが、比率とすると2対1で前者つまり良い方向への微細な変化が多いという。そのような病像の動揺のすべてに心理的環境的な由来を考えるのはまちがいであろうし、またそのすべてを了解しようとするのは無理であろうが、残遺型統合失調症に対しても了解という武器を全く捨てさるのは少し粗野にすぎるであろう。

2つばかり補足を。ドストエフスキーやバルザックをくりかえして読むなどということは、了解力をやしなうためのよい方法として昔からいわれる1つである。が、多忙な今日果してそうかどうか。ドストエフスキーを読むといっても年齢とともに読み方がかわってくるところを見ると、所詮こちらの問題意識というか人生経験が先行しなければならない。その他のフランス文学の名だたるせん細な心理描写を推される方も少なくなかろう。われわれ男性の医師が女性患者の心理を了解するのに、たしかにそれはよい方法だろう、と私も昔から思っている。

古典にばかり眼をやらないで、現代の中年の女流作家の作品なども現代の若い女の人のことを知るのに意外に役立つように思う。昭和ヒト桁生まれのわれわれには、たとえばセックスレスの同棲生活がどのように可能なのか、予備知識として少し知っていると診察しやすい。

さしあたりは若いドクターはご自分が少しく年齢を重ねるのを待たれるのが一番よいと私は思う。ありがたいことに、心に関わる仕事に対しては年とともに了解力を拡げることができる。老年者の増える世界では、老齢の精神科医やカウンセラーは案外必要なよい仕事の１つなのかもしれない。

しかしながら、年とともに人間が丸くなり常識ができて、世間知という意味での了解力を増すのに対し、もう１つの、健康の彼岸にある病的世界への没入、病的不安への共感力、そしてそれを共にする忍耐力、馬力、そういったものは減るような気がする。病人の中に常識的で健康な側面をみる力は増えるが、実存の裂け目をともにのぞきこむような類の了解力、あるいは不健康な側面への共感力、毒を含んだ悪人的側面への共感力、そういったものは減るのでないか。もしそうなら、ある病像に対しては若い医師の方が治療力があるのだろう。

② 2つの身体

しかし逆に、心因疾患であっても必ずしも「了解」が容易とは限らない。私の経験では毎日の患者に可能な限り了解の眼をそそぐためには、いろいろ自己流の工夫がいる。次に述べるのはそのなかの１つである。

題して「２つの身体」。

１つは神経学のいう身体、今１つは心理学的医学のいうカッコづきの「身体」。ドイツ系の人がいう Körper と Leib に大体似た発想である。精神科の患者の訴えに耳を傾けるためには、2つの身体観があった方がよい。たとえば、次のような体感異常（セネストパチー）の病人。「体がねじれている」「頭がカラッポ」「胸のこのあたりを冷たいドロッとしたものが動く」「この皮膚のすぐ下になにか虫のようなものがうごく」。もし神経学的身体観しかもちあわせていなかったら、診察者はその異常を診断し、セネストパチーとか寄生虫妄想と名を付すことができても、それ以上することが何もない。そのあとの診察のなんと退屈なことか。

訴えに見合う客観所見が存在しないとき、そして医学的に考えてそんな症状が存在しうる道理がないと考えるとき、病人に対し出来ることといえば、せいぜい同情か、無意識の拒否しかないだろう。あるいは神経学的検索をしてほしいという病人の意識的・無意識的要望に仰合して、いろいろ調べるくらいしかない。

いわゆる自己臭症の人の場合も同じであろう。その臭を医学的な口臭、便臭、おりものの臭と勘ちがいしてはならない。人前で異様に臭う身体、しばしば人を不快にさせるわが身体、むき出しの、しまりのない、他人の感覚の下にさらされつづける身体。

こういう身体を診ることなしに、セネストパチーや自己臭症の人をはじめ、ほとんどの精神科患者とのつきあいはできない。1例を挙げたい。

41歳の主婦、11人兄弟の第四子。夫と子供の3人ぐらし。

36歳のとき虫垂炎手術。このあと、どうしたわけかそれまで好きだった内職の編物をやる根気がなくなった。そのため、かわりに事務のアルバイトに出たが、ミスが多かった。たまたまその頃、患者の過失でないことで、ひどく叱られ、結局はその疑いははれたのだが、以後左の頭痛がはじまった。歯ぐきがはれたので、鏡でしらべているうち右の顎の関節がはずれた。マッサージ術をうけにいったところ、「頭がゆがんでしまっている」といわれ、強いマッサージをされた。2カ月通院したが、反って体中に痛みが走るようになり、まっすぐに歩けなくなったので、以後、外科、整形外科、脳外科と転々とした。検査ではどこにも異常なしといわれた。ところが接骨師から「こんな左右の非対称なひどい体はみたことがない。背中の痛いのも当たり前だ」といわれたころから、右肩から背にかけてザクザクするような異常感覚が生じ、かつ右肩がひとりでにリズミカルに動くようになった。更に一時的だったが、全く歩けなくなり、これがなおったと思うと、頸から肩にかけての“ねじれ”が主訴となり、各所の内科、外科をおとずれたが、どの医療機関でも医師は首をかしげ、ついに精神科へいくようにいわれ、しぶしぶやってきた。「精神は悪くない。体がわるいのだから、もっときちんと体をみてほしい。それなのに、A先生はX線をとってくれなかったし、B先生は“甘え”だといった。C先生にはマッサージで体をめちゃくちゃにされた」という。客観的には診察中にもしばしば右肩をリズミカルに数分間動かし、勝手にこうなる、自分のコントロールがきかない。動くだけでなく痛みもあるという。全体に生気なし。

この人の場合、伝統的な見方からすれば、まぎれもない転換ヒステリーである。訴えに見合う神経学的所見はない。しいていえば多少、間脳性の右半身の違和感をうたがえぬことはないが、もちろん典型性を欠く。しかし、もう1つの「身体」を診るつもりになれば、全く別の「身体」が私の前にあらわれる。本人にむかって、できるだけくわしく、私にわかるように（カッコづきの）「身体」の症状を述べるように要求してみる。

次第に明らかにされたのは、次のような身体像の歪曲である。右肩から右脇にかけて肉がこそげて骨がむきだしになっている感じがする。しかし眼でみるとちゃんと肉のついた肩と腕がある。ひとりでに動いてしまうのだが、自分では生き物ではない機械みたいなものがガチャガチャ動く感じしかしない。そして動くたびに「肉がこそげおちる」感じ。加えて、口の中、とくに左側がぐちゃぐちゃになってひっぱられている感じもある。だが、これまた鏡をみるとなんともない。同じく左側の顔の骨がガシャガシャいう。それから頭蓋が首からズズッとずりおちる「感じ」がする。頭を支えていないと落ちてしまいそう。最後に、腰がねじれている。これも眼でみるとどうもないのだが。

上のような訴えをもう少しはっきりさせるため、図をえがいてもらうことにした。ところがこれがなかなかうまく描けない。対象化しにくいらしい。しかし、全体としては自分の身体は「枯れた木の根っこ」みたいだと口で表現する。どういうことかというと、水気がなくて、ねじれていて手や足が非対称に出ているみたいだ、という。

結局、なおさなければならないのは眼にみえる身体ではなくて、「枯れた木の根っこ」のような「身体」である。そして、なおるのには少し時間がかかるから、今までのように「原因を探究し原因を除去し完治してのち現実生活に帰る」という考え方をやめ、逆に「病気」をなだめすかしながら、少しでも現実生活に参入するよう努力する。この2点で、大まかな合意をえることができた。薬もそういう意味で服用してみないかということになり、スルピリドと抗うつ剤を少量使う。

私がここで心理的医学の「身体」などというのは、上のように全くプラグマティックな概念として、である。あまりむつかしく概念化するつもりはない。要するに、彼女がヒステリーであろうとなかろうと、セネストパチーであろうとなかろうと、間脳症であろうとなかろうと、それら神経学的身体を規準にした判断と「並んで」、今１つ彼女が体験し、ひきずっている、生きられる「身体」を診る眼があると、診察時この難病の人たちとそれほど退屈や反感を感ぜずにつきあえる、ということをいいたいだけである。

彼女は少なくとも私に「身体」のことをわかってもらえたと思ったことは、後の述懐から明らかである。「身体」を初めて調べてもらえた、と思ったという。お世辞も半分はあろうが、薄紙をはぐようなゆっくりとしたスピードでよくなり、右上肢の自動運動や頭蓋のズリおちる感じが減っていった。５年ぶりに１人で病院へ来られるようになった。5年ぶりに庭仕事をやったり、市場へいったりするようになった。子供たちがそれをみて喜ぶのをみて、頑張る気持ちも出てきた。

もっとも、この人の治療はその後一進一退をくりかえしていたが、筆者が転勤してしまったので、その後の詳細はわからない。したがって、ここでいえることは、本例のみに限らないが、ともすれば完全なすれ違いにおわる人に対して多少とも面接らしいことをしようと思えば、初診医は、少し自己流の工夫をされたい。上のような「身体」に焦点をしぼるのも１つの方法で、これがよいのは葛藤だとか防衛機制だとか元来心理的で無形のものに焦点をあてるのに苦手な医師も、それなりに実体のある「身体」をめぐっての問診や診察ならずっとやりやすかろう、と思うからである。

時々やってくる慢性疼痛（chronic pain）の患者の疼痛も、同じように神経学的身体の上でのそれでなく、精神医学的「身体」の上に投影され感知された疼痛として診ることこそ治療的と思うが、これについてはこれ以上立ち入る枚数がない。

③ 心的疲労という考え方

初回面接の第２の要領は、私は病人の中に心的疲労の度合をみてとる眼を養うことだと思う。更にいえば、心的休息の必要性とその程度をかぎわけることだと思う。初心の間は、すべて精神科へ足を運んでくるほどの病人は、程度はともかく「心的には疲労している」ものと思っておく方がよいのではないか。そういう見方は甘い、あまりに弁護士的にすぎるというご批判もあるかもしれない。たしかに病人のなかには怠惰の口実を診断書にもとめようとする人もないわけではない。しかし、私の経験ではそういう人は数として知れている。

初期診療は、原則としては、心のヒダの奥をさぐるより、適度に休息させることに重きをおいた方がよいと私は思う。もっとも私とは逆に、疲れていても絶対にデューティとしての仕事は休むな、と良い意味でお尻をたたく医師もいる。森田療法的な意味で、現実を離れないことを重視する精神療法家もいる。しかし、私は小休止の効果を重視する。

先にあげた母の死によって誘発された内因うつ病の専務の場合を思い出していただきたい。休息と抗うつ剤で、1カ月もすると「母の死」という観念が、頭にこびりつく感じがなくなった。くりかえし回帰していた悔悟の念は自分でもいささか強迫的でオーバーと感じられるようになり、妻や子供との現実関係の方に目が向けはじめ、自殺観念も消えた。以後、4カ月で復務、6カ月で薬もなくした。以来5年になるが、もとどおりやっていることは先に述べたとおりである。

この例は、内因うつ病のうちの良い経過をとる症例の典型パターンである。悩みを悩むことで、1回り人物が大きくなり、そうなることで病気を克服する。そういうケースもありうるが、この人の場合は休息と服薬で昔へ戻っただけで、十分社会的に機能している。1回か2回のうつ病相を経験するだけの平均的なケースなら、このケースのように、了解的に深入りする要のないことが多い。

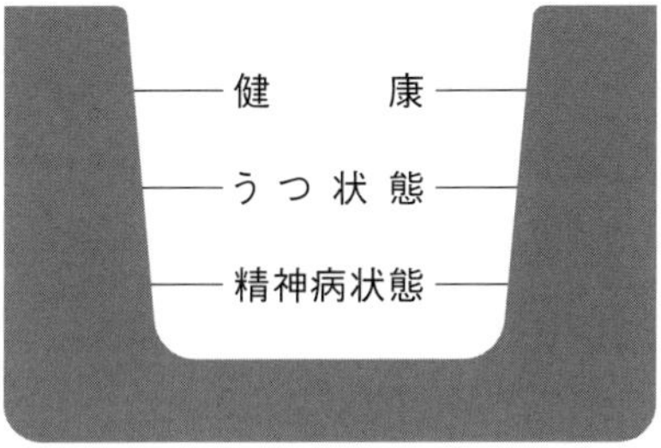

図4 A

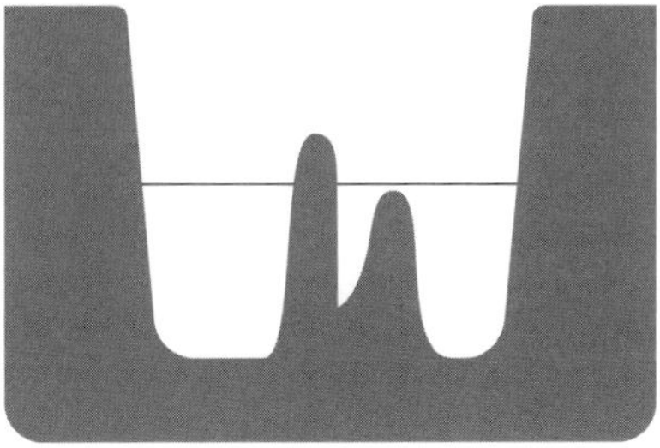

図4 B

ところで、この人のうつ病の治癒機転について、次のように表現することもゆるされよう。「休息」によってひたすら心的エネルギー水準（ジャネ）の上昇をめざす（図4 A）。

ジャネは早くから「休息」療法のことを書いている。心的水準が上がると、今までどうにもならないことのように思えていた「葛藤」が（図４Ｂの水底の岩が水面下に消えて）、それほど厄介なものと思えなくなる。担っていけそうに思えてくる。どうしてあんなに重たく考えていたのか、不思議にさえ思える。本人がしきりと「心因」と感じてきたことがらが、何かあっけないくらい力を失ってしまう。この人も１カ月たった頃、すでにこういっている。「母との関係は、考えてみれば、これまでずっと私にとって重大な問題だったし、おそらく今後も多少とも心にひっかかることがらだろうと思う。しかし、何故あのときあれほど切迫的に、しかも頭にこびりついたような恰好で考えなければならなかったのか、今から思うとよくわからない」と。朝の疲労感や内的抑制はまだかなり残っている段階でも「母の死」への強迫的な反芻はすっかりなくなった。

上の例からもおわかりねがえるように、まず心的エネルギー水準（ジャネ、エイ、村上仁ら）の向上を狙う方が医学的だし、効率がよい。一見心因性を荷うかにみえる「内容」の方（図４Ｂの水面上にあらわれる岩）は最初からいきなりタッチしない。かりに、病人自身がある出来事を「心因」なりと強調するとしても、である。

一般的にいって心因疾患の場合においてさえ、はじめから心因とおぼしき領域への介入をこころみるより、まずは彼らのおちいっている心的疲労、あるいは心「身」症的疲労をいかにいやすかを考え、2次的に心因論的背景にメスを入れるという方が「初期治療」としては得策であろう。病人の方も、心理的な領分に触れられることをおそれるあまりに、妙な抵抗をしないですみ、結果として医師患者関係を適度に保つのに役立つ。

④ 治療意欲の乏しい人への対応

精神科医がなやまされる1つは、治療意欲の乏しい人たちを治療しなければならないときのことだろう。初心の頃だけでない。経験をつんでもうまくやれないことが少なくない。大人でありながら治療へのモチベーションのない病人をいかに診療の軌道にのせるか。独得の、かなりむつかしい診療技術といってよいと思う。

治療意識の乏しいケースには2種ある。1つは統合失調症などで病識の十分でない人、今1つはパーソナリティ障害タイプの人で治療を受けることに抵抗のある場合。このほかに痴呆とか意識障害の場合があるが、これは医学的常識で処理できるから、ここでは省略する。

まず統合失調症などの場合。

病識がないといっても、今日無理矢理力づくでひきたてられてくるほどの病識のなさは案外少なくなった。多くの人が、強く促されてではあっても、自分の2本の足で歩いてくる。病識とか病覚といえるほどのものでなくとも、どこかに助力を求める気持があるからこそ、歩いてきた。そう考えるのは精神科医の独り善がりかもしれないが、そういう考え方で出発する方が面接しやすい。病気か病気でないかについて、病人と「論理的に」舌戦をたたかわすといった大人げないことをやらないですむ。そう考えれば、病人のもつ医療や病院への猜疑心を解くためにいささかの時間をさく気にもなる。もしこちらの体調がよければ、病識なき統合失調症患者に「いささかの時間」をさいてごらんになるとよい。粘り勝ちということがありうる。ただし、こちらの体調がよくないといけない。治療に体力がいるのは何も外科医だけではない。

あるケース。有名大学出の若い独身サラリーマン。2度目の発症。職場でトンチンカンなことをやる。ときどき1点を凝視してジッとしている。茶碗を洗うのに雑巾でもってする。なかなか仕事をおぼえない。家人からみると、定時に出勤し定時に帰宅するといった判をおした生活がくずれ、夜、赤提灯へよくいくようになった。女のことをよくいう。いつもあまりいわなかったのに。しかし、仕事は1日も休まないでいく。職場の方は一寸ありがた迷惑で、父兄に連絡し、前回のエピソードのときの主治医である私のところへ連れられてきた。前回の病像は職場でのごく軽い恋愛妄想だった。このときは無理矢理1カ月余休ませただけで簡単におさまり、出勤し、以来3年うまくやっているようにみえた。1年フォローしたあと、半年に1回報告にくることになっていた。

上司に連れられてきた彼は、自分ではどこも悪くないという。仕事もしているという。事実、昨日も上司と某所へ仕事にいってきたという。たしかに一見チャンとしている。ニコニコしていて、悪びれたふうはない。元来温和しい人で、礼儀正しくさえある。

この人の場合は、すでに私と3年余のラポールがあったから、「病識のない」まま治療に入った。職場の方にも若干の辛抱をねがって、短い休暇を断続して2回ばかりもらった。この間、全く「病識なし」のままの治療であったが、「病識なし」でも私の出す薬はのむ。指定どおり外来へくる。こういうケースは少しも珍しくない。

一般的にいって「病識なし」でも統合失調症は治療はで

きる。「病識なし」でも彼らが自分で歩いてきていることに注目すれば、いちいち意地悪く病識の有無をたしかめる要はないだろう。

考えてみれば不思議である。職場の上司によって欠点を強く指摘されることを十分知りながら、何故そのような批判がなされるかについての反省、その批判を理不尽とする怒り、そのような不快な職場へそれでもなお出勤するときのためらい、ないしは突っぱり。そんなものをみじんも彼はみせない。一流大学出身のエリート社員の彼が、である。無関心（indifferent）といわざるをえない。二重簿記、二重見当識という先人の術語を憶い出す。女王であるといいながら雑巾がけをする病棟の古い病人と似た二重性がある。あるいは、特有の不注意（inattention）をここにみることもできる。選択的な関心脱落である。なお、この青年のその後の治療には紆余曲折があった。自殺企図もあった。ともあれ、こういった病人は右半身で「病識なし」といっても、左半身は「SOS」を発している。そう考えてよいだろう。

病識について、もう１つつけ加えるとすれば、「統合失調症者には病識がない」という定理は今日、少し書きかえられた方がよい。「統合失調症者の病識は不安定である」といった程度に。いうまでもなく今日の治療は統合失調症者を「つねに」病識なしの状態に固定させない。「つねに」病識なしの状態があるとすれば、むしろパラノイアに近いそれの場合に限られないか。レッキとした統合失調症者では、という言い方は少しへんかもしれないが、その病識は必ず浮動的である。揺れている。ときにはびっくりするような病識を示し、医師への感謝を口にすることもある。といってこちらが悦《エツ》にいっていると、また病識のあやしげな時がすぐ来る。

しかし、付き添われて自分の足で外来へはきたが、薬は絶対にイヤ。NHK テレビが「心の薬はのまないこと」といっていた、という。こういうとき、一刻も早く薬を使わなければ、とこちらがあせりすぎると失敗する。可能なら、面接だけでその日は終え、そのかわり次回の来院を約束し合うという手がある。うまくいくと、そのうち何回目かから服薬をはじめたり、自分だけで来院できるようになる。

稀でしかないが、薬なしで面接だけ定期的にくりかえすことで何とか安定を保っている残遺型の人もいる。そこへ軽いシュープがくると、自分から薬を服用すると申し出る。

もちろん、そんなに悠長にやっていられない（ように思える）場合もある。ごくまれには、病識がないだけでなく、何か他害行為をしないかと案じられるケースもある。外来で出会うそういうケースはたいてい、法的な処置をただちに必要とは考えられないものの、しかし心配だ、といった中途半端なことが多く、反って医師は判断に苦しむ。

考えてみれば、精神科の外来医はいつも１人や２人、そういう問題行動の案じられる患者さんをもっていて、いつも頭の隅っこで心配している。丁度、内科医にとっての身体的重症者のように。

こういうときは、必ず同僚や先輩に相談することだ。場合によっては、自分より年の若いコメディカルの人たちとの相談でもよい。とにかく１人で考えるのはまずい。

それから、しっかりした保護者がついていれば無断で水剤の処方をしたくなる。が、法的にはまずい。どうにも手に負えなくなって入院させられるより、その方が患者さん自身にもメリットが大きいと考える。やはりわれわれは過剰なパターナリズムからなかなか抜け出せない。

次に、もう１つのパーソナリティ障害型の人の示す治療意欲のなさ。こういう人には大体、次の２つの特徴が共有されている。

（a）アクティング・アウトが多少ともあること。アクティング・アウトといっても陽性の家庭内暴力とか性的アヴァンチュールとか自殺（企図）といった派手なものだけでなく、もう１つ陰性のアクティング・アウトもある。部屋にひっこんでしまう。何もしない。両親をさける等の逃避と無気力。

（b）主観的苦悩、とくに不安という体験の構成力（というか体験の保持力）がない。不安神経症や強迫神経症の場合のように苦悩が心の内側で針のごとくに胸をさすことがない。内側に悩みをキープできず、外側へのアクティング・アウトになる。

診断名としては、年齢順にいうと、青年期前半における神経症的登校拒否、自己愛性格障害、ボーダーライン型の性格障害、スチューデント・アパシー、逃避型抑うつ、社会的ひきこもり等々。

1980年DSM－Ⅲでパーソナリティ障害の項に新しく入ったボーダーライン障害は1994年のDSM－Ⅳでは次のような診断基準になっている。

（1）現実の、または想像上の見捨てられ感を避けようとする異常ともいえるほどの努力

（2）理想化と価値剥奪との両極端を揺れ動くことによっ

て特徴付けられる不安定で激しい対人関係のパターン

（3）同一性障害、つまり著明かつ持続的に不安定な自己像もしくは自己感覚

（4）潜在的に自傷的であって、少なくとも次の2つの領域にわたる衝動性（浪費、性行為、物質乱用、無謀な運転、むちゃ食い）

（5）自殺の行動、そぶり、脅かし、または繰り返される自傷行為

（6）顕著な気分反応性によるところの感情の不安定

（7）慢性的な空虚感

（8）不適切で強烈な怒り、あるいは怒りのコントロールの困難

（9）一過性の、ストレスと結び付いた妄想観念もしくは重い人格解離症状

ちなみにこのDSM－Ⅳのパーソナリティ障害にはもう1つ類似のschizotypal personalityという項目がある。これは今までいわれてきた境界型統合失調症、偽神経症性統合失調症に相当する。

ということは今まで境界例といわれてきた一群がひとまず「統合失調症」というカテゴリーから「パーソナリティ

障害」へ移され、しかもその上で2つに分けられ、一方の重い方をschizotypal personality、軽い方をbordererline personalityとよぼうというのが、アメリカの1980年にできた新しい診断基準DSM−Ⅲの基本方針であった。

重い方のschizotypal personalityの診断基準もご参考までにしるしておこう。今述べたborderline personalityのそれより一寸重いことがわかる。もっともこの2つを分けることへの異論もある。

（1）関係概念（関係妄想は含まない）

（2）下位文化規範に合わない奇異な信念、または魔術的思考（千里眼、テレパシー、第六感への信頼、青年の奇異な空想または思いこみ）

（3）普通でない知覚体験、身体的錯覚も含む

（4）奇異な考え方と話し方（あいまい、まわりくどい、抽象的、細部拘泥、紋切型）

（5）疑い深さ、または妄想様観念

（6）不適切な、もしくは限定された感情

（7）奇異な、奇妙な、または特異な行動または外見

（8）第一度親族以外には親しい友人もしくは信頼できる人がいない

（9）過剰な社会不安があり、慣れによって軽減しない。また自己卑下よりも妄想的恐怖を伴う傾向あり

私自身もボーダーラインというカテゴリーは曖昧すぎるから、せめてその中に重いのと軽いのを分けてはどうかと主張してきた。DSMがいうほどきれいに二分できるとは思えないが、それらをパーソナリティ障害の枠内でみようとする考え方には賛成である。重い方のボーダライン、DSMのいうschizotypal personalityの方が、私の経験では治療意欲という点ではむしろ、今1つの軽い方のborderline personalityよりもつよいので、医療者としては扱いやすいと思う。ここでも「軽いことがよいことだ」とはいえないようである。予期せざる自殺をされて、ギャフンといわされるのは軽い方のボーダーラインに多いのではないか、と私は思う。

そのほか、治療意欲の乏しいケースを問題とするこの個所でとり上げるとすれば、一連の無気力、アパシーの人たちであろうかと私は思う。自分から医師をおとずれることは、ボーダーラインの人よりさらに少ないので、精神科医でも多くの方はごらんになったことがないかもしれない。私の命名をかかげることをゆるしていただければ、「選択的

退却症」(selective avoidance reaction, selective withdrawal reaction) である。選択的というのは、統合失調症者やうつ病者や、はたまた正常な「怠け者」の際のように、生活の全側面に対しほぼ一様に無気力・無関心・退避的になるのでなく、一部の領域、大ていは主(正)業的側面に対してのみ退避的になるケースである。学生なら専門の学業、サラリーマンなら職場である。ここからさえ退却できれば、あとの生活領分ではなんら無気力・無関心的でない。アルバイトくらいやれる人はいくらもいる。ある生活部分での対人関係では生き生きしている。

選択的退却症というカテゴリーで、中学生の登校拒否から大学生の長期留年者、そして若いサラリーマンの脱サラ志向までをひっくくることを、かねがね (但しおそるおそる) 私は提案しているのだが、果してあたっているであろうか。なおこのカテゴリーにあてはまる診断名がDSMのなかにないかと思ってさがすと、DSM−Ⅲ (1980) とその改訂版 (1989) には「アイデンティティ障害」という項目があった。しかもこれは「児童と青年」の章にあるものの、「成人の場合に使用してもよい」という但し書きがあったので便利だった。ところが、DSM−Ⅳ (1994) ではこの項目がなくなってしまった。上にも述べたように、彼らは自分から助けを求めてやってこないから、実勢より軽視されるのではないか。

この頃は、あまりDSMを気にしないで「引きこもり」とか「社会的引きこもり」という日常語が正式の術語のように乱れ飛ぶ。これを喜ぶべきか、どうか。

少しこの項目を長く書きすぎた。要約的にいえば、パーソナリティ障害型の人の治療意欲のなさは、統合失調症者のそれより反って厄介という印象が強い。相当インテンシブにかかわっても、いやそうすればするほどといった方がよいかもしれない。彼らは逃げをうつ。大人たちに対し、あるいはエスタブリッシュされた権威に対し、つまりアイデンティティの確固とした存在に対し、一定の距離をとっての遠巻きを好む。

したがって（ほんとうは次の「治療」の章で述べるべきことだが）今のところ私は初期的治療法としては、家人を仲介者あるいは飛脚に仕立てて、病人の間の手紙の往復をさせるくらいしか妙案をもっていない。ときには強引に入院という形で距離をちぢめることが得策の場合もある。そうされることを彼の方も望んでいると思える場合さえある。自分で制御できなくなった人格解離反応的な家庭内暴力ケースなどでは、そうする方がよいことがある。しかし陰性のアクティング・アウト、つまり無気力だけの人に対しては（家庭内暴力の人の場合とちがって）家人も私もなかなかそうする決心がつかず、反って困ってしまう。

ただ、私のみるかぎりアパシーの青年にも波があって、しばらく冬眠していると１人で穴から出てくるという印象がある。「抑うつ」についてもそのような考え方があるが、「無気力」状態にも抑うつ同様、一種のエネルギー貯蓄という合目的性があるのではなかろうか。少し気長に「貴方に関心をもっている」というサインを送りつづけながら、じっと待つことが案外治療的なこともある。

最後に鑑別上一言。無気力症のようにみえても、また境界パーソナリティ障害の診断基準に結構合致している人でも、自ら治療意欲をもってキチンとやってくる人の予後はよい。あとからふりかえってみると、そういう人は初診でかりに選択的退却症をうたがっていても、結局はうつ病圏であった。そう考えさせられることが多い。青年期のうつ病は大人のそれと一味ちがう。多くがまた境界パーソナリティ障害と似るところを見せる。とくに20歳代の人、なかでも女性の場合がそうで、境界例だと思っていたら内因性うつ病らしい、ということもあれば、逆に、典型的なうつ病だと思っていたら、慢性的経過の中に一過的に境界例に典型的な衝動抑止障害がみられる、といったこともある（「20歳代のうつ状態」。拙著『外来精神医学から』〔みすず書房、1991〕に収載）。私自身まだ青年期のうつ病について十分に把えきっていないので、今これ以上述べることは遠慮するが、ここでは当然のことながら「治療意欲の有無」が鑑別点になることだけを述べておきたい。

⑤ 家族との会い方

家族との会い方に少し気をくばる必要のあることは、いうまでもないだろう。病人と家族の間の微妙な関係についてはfamily study等がくりかえし説いてきたとおりである。もちろんケース・バイ・ケースで、家人に、いや、より正確には、家人と病人の関係にそれほどの配慮の必要のないケースも少なくない。しかし一応、「家人に会ってよいかどうかを病人に念を押した上で、家人と顔を合わす」ことを原則にした方がよいと思う。すでに予診のとき、私のすすめたやり口なら、本人をさしおいて家人から話をきいているのであるから、今更病人にことあらためて家人にあうことの当否をきくのは一寸妙な感じもするが、予診は予診であり、初診は初診である。初めての「出会い」の当事者である初診者があらためてたずねることには意味がある。「貴方が拒めば会わない。私は貴方のサイドにいる」。そういう意味の相互確認である。

家人にあう要領の第１は、彼らのアンビバレンスに思いをいたすことだろう。医療者に対し助けを求める気持ちとともに、そうせざるをえなくなったことに対する口惜しさ、残念さ、みじめさを心の中に押えつけていることが間々ある。一見整然としている人でも、あるいはテーブルの下ではハンカチをひき裂いているかもしれない。そこを見てあげないといけない。

そう考えれば、当然、家人に対しても「よく来た」という意味のメッセージが言語的非言語的に送られるべきだろう。なかには何日も十分に睡眠がとれず、疲れ切った親がいる。この数日の疲れが彼らをして今日、心ならずも罵詈雑言を息子である病人の上に投げつけさせているかもしれない。「死んでくれたら」とさえ思っていないとはいえまい。疲れが人間の気持ちを変えている。

あるいは第２、第３の連鎖的出来事が家庭内の混乱をより複雑にして、彼らを疲労困憊させていることもよくある。とにかく家人もまた、誤解をおそれずにいえば、この時点では半病人の心理に近い。

できるだけ家人のセルフ・エスティームをきずつけない

こと。これについては予診の項でも述べた。若い医師はとくに注意されよ。医師という仕事は少し経験を積むと、診察室の癖が身について、相手を少々見下す姿勢になりやすい。

家人自身に可能なかぎり休息をとるよう要求ないし指示する。とくに病人が統合失調症の場合など、家族成員によるこれからの長い協力が必要不可欠なのだから、一息入れてもらう。病人の入院は家人にしばしの休息を与えるという効用もあることをお忘れなく。

家人が病人である息子を親不孝よばわりし、怠け者視するとき、他方でしばしば家人は内心自分を責めてもいるものだ。とくに母親は育て方等々についての世間の批判を先取りして自責している。こういった自責は治療上あまり役に立たない。母親の育て方ひとつで息子を精神病に仕立て上げたりなどできないことを、この際、明確に口で伝えた方がよい。

「運」というものが人間にはある。たまたま「運わるく」というところが大ていの病気の発生にはつきまとう。精神病も例外ではない。「運因」と言ってもよいのである。第一線をいく臨床家こそこの「運因」をもっともよく知っているはずだ。われわれ平均人健康人より、遺伝、家庭関係、能力、対人関係、その他において一寸ばかり不運が重なったのであって、そんなに違いはしない。精神医学的ケースとは元来そういうものなのではないか。だとすれば、さしあたりは過度の自責という無用の荷物を母の肩からおろしてやり、ほんとうに意味ある（家人の）自責が、もっと後の落ちついた状態で出てくるように、そしてそれについて率直に語り合えるように、しばらく時間をおくのが賢明であろう。

これに関連して一言すれば、大ていの家人は初診の医師よりも年輩者である。そして、医療者はしばしば次のような悪癖をもつ。病人に一体化するあまり病人の言にひきずられて、あるいは病人と親との困難な関係を目のあたりにすることによって、医療者が自分自身の親との角逐を再活性化されて、病人の両親をひそかに弾劾《だんがい》し敵視する危険がある。若い医療者と家人との出会いには、病人との出会いのときとは別種の緊張関係が伏在する可能性のあることを自覚しておいた方がよい。

もう１つ付け加えれば、いかにこちらが若くとも医師病人関係の医師のパートをうけもつ以上、年長の家族にとっても医師は権威者像を荷う。できるだけその印象を少なくする方がよいが、決してゼロにはできない。年上でも物わかりのよい親なら、若い医師を素直に頼ることができる。となると、若い医師の方も「若いからという理由で」責任を回避できない。医師とはそういう職業である。

家族の中に病人が出現したことを契機として、その他の成因をもまきこんでの家庭内大葛藤が一挙に顕在化してしまったというようなケースも、時折ある。いわゆる危機介入（crisis intervention）の必要なケースである。しかし、これは初診の付録として行うにはあまりにも荷の重いことなので、時間をあらためて会うか、あるいは第三者に任すしか仕方がないと私は思う。

ちなみに若いPSWの方々は、もっと家族面接の練習をされてはどうか。今のところ家人はともすれば主治医にあいたがり、それによってPSWなどコメディカルの人の自負をそこないがちだが、しかし次第に世の中はこの機能分担をみとめるようになってきている。家族面接は精神医療のオマケではない。現に混乱している家族だけでなく、統合失調症のケースなどではそのすべてにほんとうは家族面接が必要だろう。できることなら、家族面接自体にも正当な経済的評価（保険点数）を付与してほしい。そうなればPSWの方も家族面接のやりがいがあろう。

家人と病人の主張が全く対立していて、しかもこちらは、どちらの主張にしたがうのがより医療的か、急には決断のできぬときがある。家人が入院をいい、本人は大丈夫というケース（大ていは軽躁の人か妄想症のケース）もあれば、本人が入院を望み、家人がそれを望まぬという場合もある。常識的には妥協案として、１週間服薬の効果を外来でみてもらうのもよいだろう。たとえば、初老のうつ病の婦人で、焦燥が強く、入院を家人が、時には本人も期待するとき、私はたとえば amitriptyline（Tryptanol）の少量と phenothiazine（Contomin, PZC, Levotomin）の少量を処方し、眠前に服用して２、３日から１週間くらい様子をみてもらうことにしている。非定型抗精神病薬の少量も同様の効果がある。それが妄想病の初期に著効を示すことはご承知の通りだろう。薬物が進歩した。ありがたいことだ。「それでもだめなら」入院してもらうのがよいだろう。病人の社会的名誉をまもるため。家人を必要以上に疲れさせないため。

一寸困るのは、予診が不十分で（例えば予診場面に病人が同席したため十分しゃべれなかったといって）初診後「実は」と家人から予診になかった新事実を知らされ、いま病人に出したばかりの指示を多少とも変更しなければならなくなるとき。たとえば頻回の自殺未遂があったとか、家庭内暴力が想像以上だということが予診段階でも初診段階でもわからず、初診後の家人の言からわかったとき。しかも放置することに躊躇をおぼえるほどのとき。

家人が医療者に会うことをいちじるしくきらっている病人の場合でさえなければ、家人の話をきいた結果、急に路線を変更して、私が「先にいった方針を少し変える」と言ったって、一向にかまわないだろう。

この項の関連で職場の上司が付添者の場合を挙げる。職場の人のインフォメーションには家人のそれにない一面があるから、十分耳を傾ける要があることは予診の項で述べた。職場の人はよく次のような怖れをもっている。「家人が過度に庇護的で、ほんとうのことを医師に伝えていないのでないか。あるいは本人が医師の前でだけ、いい恰好をする。そのため医師が休業必要と診断しないのでは」という疑いをもっている。先に挙げた例のように、病識のない統合失調症患者で仕事ができないのに毎日職場にだけはキチンといくという、一寸厄介な（？）人がいる。そういうとき職場の人はずいぶん困る。われわれとしては病人が病気であって、職場にもおっしゃるようなご苦労があるであろうことを十分みとめた上で、さしあたっては、できるかぎり「働きながらの」治療を試みたい、というこちらの治療方針を伝え、協力をおねがいするしかない。

躁病者の場合もむずかしい。ある意味で躁病者こそ、彼の社会的名誉をまもるために、入院させた方がよいともいえる。しかし、軽躁から躁への移行のどのあたりで決断するか、案外むずかしい。先に、家人の項で述べたと同じく、医療者の深層には病人に一体化するあまり、職場の人たちの意見をともすれば軽視する傾向のあることを自覚しておく必要があろう。とくに若い医師の中にありうる。

いささか説教じみて恐縮だが、精神科医こそ価値規準の動揺的な時代にあって、バランス感覚を要求される数少ない仕事の1つと思う。家族の見方、社会の見方、病人の見方、私の見方、私とちがう同僚の発想、アメリカ人の見方、ヨーロッパ人の見方等々の中にあって、中庸のバランス感覚を要求されている。妥協といわれるかもしれない。妥協という言葉は何となくイヤだ。「二重の見当識」という言葉でこれに似たことを別のところで書いた（拙著『精神科医のノート』みすず書房、1976)。

⑥ 困難ケース

相性ということがどうしても人間同志の間にはある。たとえば神経症の治療の苦手の人、老人患者の診察のうまい人、若者の方がよいという医者。いろいろである。もっともそういう個人レベルの相性は個人精神療法の問題であろうから、ここではふれない。ここでとりあげるのは、もっと一般的と思われる次のような困難ケースである。

たとえば、正常だという診断書がほしいといって１人でやってきた人。

某先生にかかっているが諸般の事情で診察を受けにきたという人。セカンド・オピニオンという言葉が出来て、比較的容易になったとはいえ、心の医療の場合、それなりの気を使ったほうがよい。この場合は、本人がそういってくるときと、本人ではなく家人の意志で連れてこられるときとがあろう。ある病院に今入院中なのに外泊の日を利用してきたという人もある。もちろん紹介状なしにである。

そのほか依頼があって他科の病棟へこちらから往診にいかなければならないとき。病棟ではなく自宅へ往診せざるをえぬとき。それも初めての人に対しての場合。

それからごくごく親しい人を病人として治療しなければならないとき。

今さしあたり頭にうかぶ困難ケースはこんなところである。大した困難とはいえないではないか、とおっしゃるむきもあるかもしれないが、私の経験ではやりにくい。

簡単なところから片付けていこう。他科への往診の困難さの理由はいくつかある。1つは、診察室で病人が向こうから入ってくるのをみて診断することに慣れているわれわれが、逆にこちらから向こうへ入っていって診断する場合、全くカンが狂う。診断がつきにくい。そういう練習をする機会も少ない。

2つは、他科の先生や看護師の期待する即断即決的処置というものがわれわれ精神科医の治療哲学のなかには元来とぼしいこと。あるいは、われわれのなかにそれがないという自信のなさ。たしかにわれわれは統合失調症や器質精神病や症状神経症などレッキとした病気に通じていても、正常範囲内の“異変”についてあまり知らない。dying patientなど私自身医師の眼で殆ど診たことがない。人工透析中の人に出会ったことも私自身数回を出ない。一昔前は人工透析室に入り精神科医と知られると、一寸いやがられたものだ。今はどうだろう。今日時代はかわり、わが国でも連携精神医学（liaison psychiatry）が育ちだした。身体医学の先生たちも、人によるが、少々の精神障害に動じない。こちらもおかげで訓練されて、今日の精神科医は往診時にかつてのわれわれの感じた困惑度を半分くらいにはできている。これからの若い人にはぜひ他科への往診術について入念な習練をなさることをすすめる。そのためにはできれば（内科の知識をまだ忘れていないうちに）総合病院に勤務されることをおすすめする。

自宅へ頼まれていく往診もやりにくい。「招かれざる客」としての訪問指導もその１つのバリエーションだろう。

次は、目下治療下にありながら主治医に無断でこちらへこられた人に対して。

原則として私は元に帰るように説得することにしている。「原則として」というのは諸般の事情を考え、自分が引きうける方が病人のためにたしかに良いと確信できる例外的な場合を除いて、という意味である。例外的な場合はごく少ない。ほとんどはその慢性的経過のために本人あるいは家人が業をにやし、あるいは不安になり、より大きな僥倖を転医に求める場合である。「できることなら、慢性病の場合、主治医は１人で、かつ途切れない方がよいこと。特に新しい治療法の手もちがこちらにないこと。残念ながらどこへいっても魔法はないであろうこと。仮りにどうしても今の主治医と相性がわるいとお思いなら、はっきり主治医にその旨をおっしゃるように。相手は精神科医だから、そのような申出に対しても耳をかし、かつ病人にとってどうするのがもっともよいかを考えるための訓練をうけているはずであること。」それらのことを伝えることにしている。

次に「正常の」診断書を求めてくる人。ケースとしては稀だが、なかなかこれもむつかしい。一方の極には好訴者がおり、他の極には医師免許のためのそれがあるくらいだから、幅もひろい。

原則として、その人の平素を知らない人間に対し「正常」の判定は軽々にいたしかねる。少なくとも相当期間その人の言動、社会適応等を見聞した後でなければ。しかし「異常」の判定の方はその平素をしらずとも比較的容易にできる。いうまでもなくわれわれは診断学をもつからである。異常の診断学に精神医学は最低2世紀をかけている。一応信用してよいだろう。しかし「正常」についての診断学を精神科医はもたない。われわれにできることは、せいぜい「異常」の可能性を丁寧に排除した上で、「只今のところ異常所見を見ない」ということくらいである。ただし、そうするのに時間がずいぶんかかる。しかし、こまったことに、世間は精神科医は正常と異常の診断をたちどころにするものと期待している。人々はそう期待するがゆえにまた、反面、精神科医の意見に疑惑ももちやすい。

原則としては、初診時軽々に「正常」の診断書をわたすべきでない。受診者にはご希望に沿うには長い検査期間のいることを伝えた上で、むしろそのような診断書を彼が必要とする所以について、焦点をあてた会話をするのが、精神科医のさしあたりの援助法だろう。正常を証明しなければならないということ自体がすでに、問題の小さからぬことをものがたっている。「自分が正常なり」という診断書を出そうとする先が、実の父母であるといわれておどろかされたことが何度かあった。父母が自分を入院させようとしている、というのだった。

最後にごく親しい人の場合がのこる。私は実は一番厄介なのがこれではないか、と思っている。なぜなら、かりに治療に成功しても（たとえば軽症うつ病で、社会復帰もできたという場合でも）人間関係の質が前と後では変化してしまう危険があるからである。ましてや、入院が余儀なくなり、その世話までした場合、親友であっても関係がくずれやすい。精神科医とはこの点でいささか悲しい仕事である。

外科医で親族にはメスをふるわないという人があるということを昔から聞くが、精神科医が心の治療対象としないのは、範囲を親族より少し大きくとって親友あたりまで広げた方がよくはないか。

唯一の回復処置は、私の考えでは、彼(女)が元気になったあとで、彼らが経験した精神的不調を意味あらしめるようなアフターセラピーに、友人として積極的にかかわることであろう。たとえば、心の病気をきっかけに長い間同胞間にあった「いがみあい」が解消するというようなことがおこれば、ありがたい。もっとも、こういう問題は初診医にはさしあたり関係がない。

⑦ サマリーをつけることなど

あとがきとしてしるしておきたいことは、次の2つである。

1つは、診察したらすぐそのあとで、あるいは少なくともその日のうちに、サマリーないしレジュメをカルテに書く練習をしてはどうか。それもできれば日本語で。

第2は、精神科医の診察時の自己防御について。

まず第1のサマリーを書くことから。

昔のカルテをみるとドイツ語でinitativarm, gleichgültig, graziearmなどと客観描写のための横文字数個で書いてある。しかし、予診の項でも述べたように、横文字ではほんとうのところは表現しにくい。もう絶版になった山下格『誤診のおこるとき』(診療新社) のなかに統合失調症の残遺状態を描写して、次のような記述があった。

「…ぬっと診察室に入ってきて、椅子に坐るとすぐ足を組み、横柄ともみえる態度で平然とあたりを見廻した。口調は話し出すと妙に一本調子で、熱心な割に抑揚がなかった。そして何を話しても苦虫をかみつぶしたような表情のままだった。診察者が気を使いながら言葉をえらんで訊ねても、その心遣いを感じとって心の動く気配がまるでなかった。精神的にべたりと地べたに坐りこんで微動もしないという感じだった。一流高校から有名大学を卒えたエリート社員が、急に土方になって飯場に住みこんだことについても『別に何も感じない、辛いとも思わなかった。酒をのんで何となく過ごした』と答えて平然としているのも異様な印象をあたえた。それでいて赤面恐怖にみられるように、一部の周囲の動きにはひどく敏感で、いつでも気に病んでいた。彼の基本気分は鉛のように沈うつで、うつ病者にみられる動きや色どりがなく、打っても響きが伝わって来なかった」。

少し長めの引用になったが、ブロークンの片言の外国語をつかうより、日本語でやればいかに描写は的確で、記述の名に値するものになるかを示したかったのである。たとえば、「精神的にべたりと地べたにすわりこんで微動だにしない」などという記述は、日本語でなければできないだろう。国際化のいわれる時代に逆行的かもしれないが、私は精神科のサマリーだけは日本語で書く練習をすすめる。とくに初心の数年はそう思う。

状態の描写だけでなく、そのケースに刺戟されて診察中考えたこと、次回来院時に忘れてならぬ処置のこと等も書いておくと便利である。再診時、診療に先立って、サマリーだけ読めば、どういう人だったかを簡単におもい出せる。1分もかからない。

精神科医も若い頃は仕事先を転々とする人が多いから、当然病人を人からうけついだり、人に託したりする機会が多くなろう。そのときもサマリーさえあればお互いに便利だ。カルテは医師のメモでなく、病人についてのドキュメントであることを考えれば、一種の義務といえなくもない。DSMの5軸評価（心理症状、病前性格、身体症状、ストレス因、発症直前の社会適応度の5つ）は、そのための枠組としてよく出来ている。

電子カルテ化のいわれるこの頃、時代錯誤的に思われるかもしれないが、それはそれ、これはこれと考えていただきたい。何よりもサマリーを書くことの意義は、これを書く練習をつむと臨床の腕が早く上ることだろう。診察は一種のアートではあるが、アートだからといって言語化しないでよいというものではない。

サマリーだけではものたらない人、病人の細かい言葉づかいにとくに深い関心をもっている人は、診察しながら自分でメモをとればよい。そのことは先にものべた。病人がそのことに抵抗しそうだったら、あらかじめことわる。それが自分への関心のあらわれであるとわかるとき、病人はふつうそれを拒まない。病人の言葉から言葉への移りぐあいに関心をもつ人なら、先に問題視した逐語記録も意味があろう。

えらそうに「サマリーをつけよ」などと提言する以上、恥ずかしいが、自分のつけるサマリーの１、２を掲げる義務がありそうだ。ご笑覧を。

現在の自分のサマリーをお示しする前に、50年前、私が入局当時（昭和28年頃か）書かされていたサマリー(Zusammenfassung) の古式ゆかしい（？）書式を申上げ、対比していただこう。プロフェッサーが病人を診察しながら、下のごときドイツ語と日本語のサラダを投げられるので、それをフレッシュマンが必死に拾い上げる、といった図をご想像あれ。

「eintreten したとき sich begrüßen した。Kleidung はみだれていない。Anstand も保たれている。自ら sich anklagen する。Klage の仕方は要を得ている。その Inhalt は hypochondrisch な

もので、次の如くである。……。総じてPrecox-gefühlを感じさせず、Rapportも十分。Krankheiteinsichtあり、治療への意欲もあり。……」

「……initiativarm, gleichgültig, Krankheiteinsicht不十分。Gedankenausbreitungあり……」

そして最後に「ゆえに診断は…」とくる。時代は下って、私の格調なきサマリーの1、2を。

（Summary）落ち着いた婦人。34歳という年齢のわりには少し老けてみえる。細長型の体型だが、典型的ではない。こちらの問いかけに対し的確に要を得た答を返すことができる。初発症状が睡眠障害で、約5カ月前であること、以来睡眠剤を服用し、多少眠れるようになったが、にもかかわらず朝起床前後に夢うつつになること等を話しているうちに、次第に冗舌になってきた。しかし話が「これから先」のことに及ぶと目頭に涙をためる。そして最近涙もろくなったと自分からいう。横断面的症状としては抑うつ、内的抑制、軽いいらいら、そして睡眠、食欲、性欲の低下、体重減少、朝の疲労感など、ほぼfull-fledgedの内因性のうつ症状。病前性格はメランコリー好発型。平素の家庭婦人としての高い作業能力。結婚前も結婚後も家庭の中心となってきた歴史。彼女の背景にある伝統墨守的文化。１人で来たことに示される強い治療意欲。神経学的所見のないこと。以上から診断してはうつ病（軽症、内因性）と思う。ただし症状面で日内変動がはっきりしない。体重減少も7kgというから、ルーチンの諸検査ならびに必要とあらばその他の検査を。

性格中に熱中性執着性がないか、あっても少ないこと、肥満性が体格にないこと、既往に軽躁気分を思わせる時期がないことから、両極型への移行可能性は少ないと考えられるので、抗うつ剤の中等量を最初から投与する。薬量は漸増。焦燥が強くなればphenothiazine系のもの（e.x., P.Z.C.かコントミン）を少量加える。

なお、次回には夫の来院を求め、うつ病について説明すること。

（Summary）視線を上げないまま入室し、一寸躊躇した上、着席。肥満型の青年。着衣は乱れていない。流行の運動ぐつをはいている。髪もといてある。アナムネーゼによると20歳で、目下休学中の工学部学生。自発的には話しかけてこないが、こちらの間には素直にyesとnoを首をふって答える。身体の検査にも従順。意識障害のないことはまず明らか。「お父さんから話の大略はうかがったが、貴方のことだから貴方にうかがわないと」と水をむけると、少し表情をやわらげる。こちらが「病院も君を狙うグループの一味と思うか」と思い切ってきくと、急に顔を上げ、強く否定する。そして「信じがたいことだが、実際奇妙な体験をすること。始まりはアメリカ旅行中からで、帰国後も近所の人が云々」とぼつぼつしゃべり出す。妄想知覚、妄想着想が主で、幻聴、思考奪取、影響体験はない。妄想の体系化は殆どない。「こうして話しているとそんなことはありそうにないと思うのだが」という。そういうときの表情から全くPrecox-gefühlをうけない。会話の全体に思考の乱れを思わせるものはない。アムナネーゼ中にある空笑も診察中はみられなかった。しかし、薬をすすめると意外につよく拒む。「精神的なことですから自分の意志力で」という。明らかにdefensiveで、事実先ほどより少し緊張している。漸く説得し、1週後の約束をとりつけるが、果して再来するかどうか。

20歳前後の妄想体験は、このように体系化しないことがよくある。今後の経過は予断をゆるさぬ。一旦寛解しても再発する危険なしとしない。アナムネーゼに「高校後半に3カ月の登校拒否」とあるのも気になる。高校後半に発する登校拒否はしばしば統合失調症の前駆症状でありうる。

以上は悲観材料だが、体型が肥満型のこと、病前には友人形成もかなりあったらしいこと（但し父の陳述）、病像の中心が妄想知覚であり影響体験がなく、妄想内容も近隣の人々との対人葛藤という次元を逸脱していないことは楽観材料である。

とくに第1回のこのシュープを少々長くかかっても確実におさえること。ゆっくり、確実に病的体験を消却せよ。そのあとも治療の必要のあることを父母に詳述しておくこと。クスリは初回は大量不可、拒薬がおこる危険あり。

あとがきにしるす第2は、そしてこれが初診時の注意の最後であるが、初診者の自己防御についてである。滅多にないことだが、精神科の初診者は病人の攻撃対象になる危険がありうる。なにしろ、先方からすれば初めて出会う精神科医なのだから、得体が知れないと思う部分があるかもしれない。病人が妄想にもとづき、あるいは意識障害下に攻撃するということが絶対にないとはいえない。

50年前、向精神薬のなかった昔、診察室の近くにはいつも屈強の男性看護師がいてくれたものだ。さいわい今日そういう必要はまずない。だから、こういうことをいうのはアナクロニズムで、精神科受診者への偏見を助長するとのお叱りをうけるかもしれないが、この書物は医療者用のものだから敢えて書く。万一の可能性をも考慮に入れるのが診断の原則だから、精神科の診察ではこのことも心のどこかで気にしておいた方がよい。

いつだったか、女医が精神科入局者に急に増えた頃、奥まった診察室には机の下にちょっとした警報装置を設置したことがある。実際には一度も使われなかった。しかし、そのことは診察者に良い意味の緊張を与える効果もある。診察をノンキに流していかないために。

第3章

初期治療

1．はじめに

初心の時代は、自分が予診をとった人、あるいは初診した人をフォローすることが臨床家として力をつけるのに一番手っとりばやい方法と思う。また、そうすれば統合失調症ばかり診たり、認知症ばかりを診たりといったかたよりがなくなる。少なくとも初心のうち数年は、統合失調症専門になったり、認知症専門になったりしない方がよい。

しかし、初心者にむつかしいケースとそうでないケースは自ずからある。私は、一番はじめは「うつ病」と「てんかん」にかかわるのが合理的でないかと思う。一寸した常識的な小精神療法さえおぼえれば、薬物療法の効果が目にみえてわかり、着実によくなり、治したという実感がもてる。よくなおるケースからはじめるのが、臨床教育にはやはりよいと思う。心身科的なことに関心をおもちの、精神科以外の先生方、そしてPSWや臨床心理の方で精神科の関係の病人に会ってみたいと思われるなら、軽症うつ病の人から面接の練習をはじめることをおすすめする。教科書的にいえば、ノイローゼの方が軽いからと思って、対人恐怖症などから始める人によくあうが、ノイローゼは一般にむつかしい。ノイローゼと一口にいってもいろいろで、たしかに1、2度の面接で一先ずの終結となる場合もあるし、また、最近では不安神経症でも抗うつ薬や抗不安薬によく反応するケースもあり、そういうのは誰にでも扱いやすい。しかし、内面の心的葛藤をもつ本格的なノイローゼとなると簡単ではない。ノイローゼをやるくらいなら、むしろ急性精神病の人の治療から入る方がよいくらいである。よくなおるから。

心身症も同様で、むつかしい場合がある。最近多くなった摂食障害タイプの心身症にもいろいろの段階がある。身体症状の軽重もあるし、精神症状としての自己否定、自己嫌悪の軽重もあれば、パーソナリティ障害のレベルの差もあるので、心身症だから神経症より簡単かというと、一概にそうもいえない。むしろ内因性の軽症うつ病のもつ心身症的側面に注目して、心身症治療の入門にしていただく方がよいと思う。心理的環境的な条件が脳に神経伝達物質の問題（として今日われわれの知る一過的障害）をひきおこすと考えれば、うつ病の一面はきわめて心身症的である。

今日の初心の精神科医は病院へ赴任すると、大てい最初多勢の陳旧性ないしは欠陥性統合失調症者の受持医になるが、実際は彼らとすごすことは精神科医にとってもっともむつかしい仕事の1つである。初心の人で残遺型統合失調症者の病棟で大いなる関心を抱きつづけることのできる人があれば、臨床家のセンス抜群の人だろう。

診断とは、今日のように質問紙を多用する時代においても、いうまでもなく「定型」の認知の訓練である。身体医学でも精神医学でも、症状とは病理過程に対して生体のとる防衛機序のあらわれに他ならず、そこには多くの場合、共通の一定の秩序ないしパターンがある。ある文化圏内においては、ある時代においては、そのパターンは大体、一定性・持続性・法則性をもつ。臨床訓練とはそのパターンを覚えこむことだ。

今日の日本で多いという意味でも「うつ病」は初期の訓練によい。うつ病がわかれば、うつ病を中心にして非うつ病的な諸ケースを次々とその周囲に位置づけていけばよい。休息と服薬によってなおるうつ病、ダムの水位が上ってくる（105頁の図参照）のを待つといった治療法でなおせる一群のノイローゼ、それらは87頁のエイの表でいうと左欄の「意識野の障害」である。それらとちがって、今少し心理構造に関与することを要求される右欄の「パーソナリティの障害」があるのだが、それらも、うつ病を知っておれば、それとちがったものとして自ずとその位置関係を明らかにできよう。先にも述べたが精神科関係の医療者はここ当分一層多忙を強いられよう。ほんとうに必要なケースにほんとうにマッチした治療法を行うことが、時間の経済からいっても合理的である。精神科医だからといって、すべてのケースの人格の「深層」あるいは「実存」にかかわろうと意気ごむことは、現実的でない。

2．小精神療法

日常の外来臨床では、精神分析や森田療法といった本格的で特異的な精神療法が必要とされることは稀である。こういう治療法を始めるには、医師と患者の双方にいくつかの条件が満たされる要があり、いつでも誰にでも、というわけにいかない。それに初心のうちは1つに打ちこみすぎない方がよい。精神療法家の仲間うちでは、治療をほんとうにやらせてもらえるのは30歳前後になってからだと聞く。精神分析の書物などが今日たくさん出ているから、精神科医になったからにはそういう療法をやってみたい誘惑がもちろんあるだろうが、「あとのたのしみ」に残しておいた方がよい。今日の、日本の、健康保険にもとづいて、どんな病人でも好ききらいなしに診なければならない現実に慣れることが、日本で精神科医としてやっていく以上、先決条件であろう。

平均的な外来では、神経症圏に対しては支持療法、表現療法といった一般的、非特異的な精神療法が主体になる。面接回数も、1回に要する時間が限られている。いわば大精神療法に対する小精神療法である。しかし、対象さえあやまらなければ、小精神療法で奏効するケースが決して少なくないことは、声を大にしていってよいと私は思う。同じ神経症でも、精神科外来をはなれて、一般内科外来や学生相談室的な外来へといってみると、数回の小精神療法的面接でよくなる人が少なくない。同じく適応障害といっても、精神科外来にまでは到達しないところに、そういうケースがたくさん存在することを大精神病院勤務の精神科医も知っていた方がよい。

小精神療法はいままで俗に医師仲間ではムンテラといわれ、医師個人の常識や好みにまかされ、とりたてて論議されることが少なかった。しかし私は、常識、良識にもとづくとはいえ、やはり治療法である以上、そこには精神病理学にもとづいた一定の「定式」をつくる必要があると思い、同僚や私自身がやっているところを言葉にしてみたのが、次の8項である。ミニマム・リクワイアメントと考えられたい。小精神療法はこれくらいの注意さえしていればよい。

逆にいえば、少なくともこれくらいの注意はしていなければ、ならない。

（a）病人が言語的非言語的に自分を表現できるよう配慮をする。

（b）基本的には非指示的（non-directive）な態度を持し、病人の心境や苦悩を「そのまま」受容し了解する努力を惜しまない。

（c）病人と協力して繰り返し問題点を整理し、彼に内的世界の再構成をうながす。しかし、治療者の人生観や価値観を押しつけない範囲で、必要に応じて日常生活上での指示、激励、医学的啓蒙を行う。

（d）治療者と病人との間におこりうる感情転移現象につねに留意する。

（e）深層への介入をできるだけ少なくする。

（f）症状の陽性面のうしろにかくされている陰性面（例えば心的疲労）に留意し、その面での悪条件をできるだけ少なくする。

（g）必要とあらば神経症と思われる状態に対しても薬物の使用を躊躇しない。

（h）短期の奏功を期待せず、変化に必要な時間を十分にとる。

以上８項目である。

短い説明ないし補足をつけさせていただこう。

（ａ）「病人が言語的非言語的に自分を表現できるよう配慮をする」件について。

この項については解説の要はないと思う。原則として、病人はよくなるにつれ、それだけ多く自己を語るようになる。行きつもどりつしながらではあるけれども、自分の内面を少しずつ表現する。児童ケースや痴呆者の場合をのぞいて。

したがって、治療の第一歩は「どのようにしたら彼が自分を表現しやすいか」に考えをめぐらすことだといってよいだろう。言葉でなくともよい。手紙、日記、絵画、小説、粘土細工、なんでもよい。先に挙げたが、身体の苦しい場所を絵で示すといった作業でもよい。

ただ注意を要するのは、医師によって病人を絵画療法に導くのがとても上手な人と、そうはいかぬ人とがあるようだ。どういうところが違うのかわからぬが、要は人の真似をして、やみくもに誰にでも絵をえがくことを要求したりしないこと。精神療法だから、「小」精神療法といえども、

「この」医師と「この」病人の掛算である。

ノンバーバルな手法として「夢」をつかうことは、とくに初心のうちは、さけた方がよい。フロイトやユンクの治療によって「夢」が大きな武器であったことはいうまでもないが、１人に20分程度の時間しかさけない日本の外来では、腕がないかぎり無理であろう。また、病人を自分の夢研究という興味のために利用するのは邪道である。

（ｂ）「基本的には非指示的（non-directive）な態度を持し、病人の心境や苦悩をそのまま受容し、且つ了解することに努力を惜しまぬ」件について。

この項についても多言は不要であろう。もちろん「フンフン」と黙って聴くことではない。共感のため、了解のためである。あるいは、病人によって啓発され、あるいは教えられるところをいくらかでも探そうとする姿勢、といってもよいだろう。少なくとも医師の方がいきなりの先制パンチを放って、「精神医学の常識によれば」とか「私の若い頃は」などと指示的（directive）攻撃をかけないこと、である。指示的攻撃を病人はわれわれの診察室に到着するまでにいやになるほど受けている。二番煎じは治療にならない。

もっとも、病人には、病人であることそのことによって、われわれ非病人を不安にさせ、われわれに多弁というデフェンスをはらせる魔力がある。だから「わかっちゃいるけど」ついつい指示的になってしまう。ある程度は止むをえない。この項は、そうなるのをせめて「ある程度」の範囲内に止めておこうという提案である。

（c）「病人と協力してくりかえし問題点を整理し、内的世界の再構成をうながす」件について。

この項は小精神療法の中核である。長く診察をつづけていると、とくに神経症や軽度人格障害の場合、何がこの人の問題点であったかがこちらにも分からなくなってしまう。ときにはこの人の初めの症状は何だったかを忘れてしまうことがある。１つには多忙ゆえに十分なサマリーをつけなかったり、サマリーを書いていても読まないで診察をはじめたりするというケアレス・ミスによることもあるが、どうもそれだけではないらしい。精神療法的関係に入ると「木を見て森を見なくなる」からだと思う。つまり細密画の局部に没頭して鳥瞰図を失うためだと思う。そうなることは、逆にいえば、精神療法としてはまずまず成功裡に進行していることであって、必ずしも責められるべきことではないだろう。つねに鳥瞰をたもち、正確に症状記述をしようとしている限り、精神療法はできない。したがって「木を見て森を見ない」ことはある程度は止むをえないことだと思うのだが、それでも時々森を見る必要はある。問題点の整理とはその意味である。「何故に、何の目的でわれわれ2人はここに今日対面し会合しているのか」を互いがときどき確認し合うことだ、といってもよいだろう。

その場合、この確認は2人の合作でなければならない。神経症や軽度人格障害などの場合、問題は氷河のようにゆっくり動いていくから、2人であらためてときどき確認の為合いをすることが必要になろう。たとえば、最初は「理由のない無気力、ゆううつ」だったのが、いつのまにか「母親との内的角逐」の話に中心が移っていたり、さらには、これまた何時のまにか「統合できない2つの自分」の問題になっていたりする。

このような問題点の整理作業はおのずと「内的世界の再構成」へといたるはずである。2人して矛盾点は矛盾点として、暗黒部分は暗黒部分として整理し、病人の現時点の内的世界地図をえがき、そのイメージを2人が共有することに成功すれば、まずは小精神療法として成功ではないか。

イメージの共有、ということは大切だと思う。言葉にならないイメージ、「あれ」とか「これ」とか「上」とか「下」とか「あっちのかたまり」「こっちのしこり」などと陰語めいた言葉で語りあえるようになれば、まずは「イイ線をいっている」と思ってよいのではないか。このイメージの共有のために、手や身体を使ってのジェスチュアを好む人もいる。相手にも、出来れば、同じように身体で表現させる。こういうふうに、自分の好みによっていろいろの内的世界描出の手法を創案されるとよいと思う。

（d）「治療者の人生観や価値観をおしつけない範囲で、必要に応じて日常生活上での指示、激励、医学的啓蒙を行う」件について。

小精神療法には生活指導的な側面が大きい。前項で述べたように、内面への関心もさることながら、外面からの働きかけの効用についても工夫する。統合失調症の場合、わが国の「生活臨床」の人たちの具体的指示からは教えられることが多い。強迫神経症にも行動療法的側面がいる。

軽症うつ病も急性期の「休息」重視の時期がすんで、社会復帰訓練の時期に入れば（91頁の図の「おっくう感」の段階に入れば）日々の過ごし方を大まかに指示する。

（e）「治療者への病人の転移現象につねに留意する」件について。

精神分析を好むと好まざるとにかかわらず、「感情転移」（transference, Übertragung）という概念だけは小精神療法にも導入しなければならないだろう。精神科以外の診療施設（たとえば学生相談室とか）でみる軽いケースなら、それほど気にしなくともよいかもしれないが、精神科外来へくるほどの人に対しては原則的に病人の示す転移現象をあらかじめ計算に入れた方がよい。

病人の示す転移性恋愛に対する禁欲は、フロイト以来論議されてきた問題である。注意を要するのは、われわれの外来では、西欧の精神療法の場合のように直接の料金の授受がない。健康保険で払う金銭には「身銭をきって」という精神分析的料金のもつ現実性、象徴性が大へんうすくなっている。現ナマという防壁のとりさられるとき、転移性恋愛への歯止めの力が弱くなる危険のあることを知っておくことは、日本の精神科医にとって大切ではないか。転移性恋愛に対するこちらの反応、つまり逆転移については項をあらためて述べるが、具体的注意としては、初心の時代、若い男性の医師は、女性患者の恋愛性転移について十分に配慮した上で治療に入る方がよい。ときとして境界型人格障害の婦人で自分にとっての重要な人物（シグニフィカント・パーソンズ）に集中して性的なアクティング・アウトを抑制しにくい人がいる。この場合次項で述べる逆転移が生じやすい。当然のことながら、少なくとも被治療者の示す転移性恋愛の扱いに注意がいる。

女流治療家と男性患者の転移現象については私はよく知らない。これから女流治療家が増えてくるから、研究に値するテーマだろう。最近のアメリカの本をよんでいたら女流治療家の妊娠した場合の、転移と逆転移が論じられてあった。そういうこともこれから日本でも問題になりうるだろう。

被治療者が治療者に転移性恋愛から一転して憎悪でもって反応するとき、このアンビバレンスへの対応も、初心者をなやます１つであろう。転移がこじれ厄介になりそうになったとき、あるいは厄介になってしまったとき、一番の方法は恥ずかしがらずに上級医師に相談するか、あるいはグループ内の話題にしてもらうことだ。一人相撲はあぶない。転移をめぐるあらゆる困難は、いってみれば精神科医の共通のことがらである。話題にしてもらうことで、当事者以外の医療者も「思考実験的」に転移というすぐれて精神医学的な治療事象について考える機会を与えられる。

（ｆ）「深層への介入をできるだけ少なくする」件について。

初診の項で強調したことだが、再診以後においても同じように「切開」は小さい方がよいと思う。精神科医になった以上、何時かは深層介入をやりたいという色気（？）はあってもよいが、小精神療法の際には禁忌と思っておく。最近いくつか出る外国の小精神療法書も一致して深い切開をいましめている。精神分析解説書が氾濫しているから「一寸」やりたくなる。自分でもやれそうな錯覚をもたされる。世間も精神科医に一種の「魔術師」を期待する。しかし不用意にやると、収拾がつかなくなる。

（g）「症状の陰性面たとえば心理的疲労に留意し、その面での悪条件をできるだけ少なくするための配慮をおこたらない」の件について。

このことは初診のところでも述べたので繰り返さない。ジャネ的心理学の見方でいえば、心的疲労、あるいは心的エネルギーの低下をいやす方法を示すだけで、かなりよくなる心の病人がいる。内因性うつ病の軽症型はその典型である。

（h）「必要とあらば薬物の使用を躊躇しない」件について。

訴えの内容がいかにも深刻な人生問題のようなのに、薬物が比較的容易にその苦悩を軽減させることは、稀ならずある。最近は強迫神経症や不安神経症（急性型のパニック障害）に薬物療法を行うことはルーチン化している。10年前には今ほどではなかった。薬物の使用に懐疑的な知識人が今でも少なくないが、それは多分、神経症やボーダーラインの人の苦しみを正常範囲内の悩みくらいに過少評価しておられるからであろう。神経症性不安は人間を疲労困憊《こんぱい》させるほどの力価をもつ。

うつ病等価体（depressive equivalents）（48頁）などという言葉もあるくらいだから、うつ病かどうかの診断が確実でなくとも抗うつ剤を使うのがよい場合がある。また、不安神経症者や退却症的な人で最初使ったときは全く効かなかった抗うつ剤が、しばらくしてもう一度使うと今度は効くという場面も、ときにある。脱抑制剤とか精神賦活剤といわれるものの中で、前項に述べた心的水準の上昇をもたらす薬物が今後出てくる可能性がある。

（ｉ）「短期の奏功を期待せず、変化に必要な時間を十分に課す」件について。

これについてもとくに付言することはない。精神医学は慢性病医学の一典型である。短期療法の奏効は例外でしかない。早くなおすこと、早く治療終結にすること、早く退院させることを誇る治療家の心情には少しあぶなっかしいものがある。

3．逆転移について

逆転移とは病人の転移に対し治療者がする反応である。本式の精神療法でなくとも、自分がとりやすい反応様式・行動様式を知っておくことは、精神科医や心療内科医にとってはむしろ義務に属する。

単純なところでは、多忙さや疲労感のつよいとき、理由もなく、あるいは一寸した契機で病人に向かってする陰性の攻撃。いじわる。とくに病人がなかなか思いどおりによくなってくれぬときおこりうる。それから病人個人ではなく、人間の一般的な好き嫌いといったもの。両親の年齢にあたる老人への理由のない抵抗感、あるいは逆に過剰なサービス。

上のような逆転移は、人にいわれなくとも自分で気づきうるからよい。しかし、自分の幼児期の対人関係パターン、あるいは両親の身代りとして自分が背負っている、いってみれば親代々「世襲の」葛藤・欲求不満などの再現は、おそらくわれわれ自身それと気づきにくいだろう。といって、あらかじめそれを探求すべく自分が教育分析を受けるというのも、ふつうの精神科医にとっては非現実的な要求である。まずはそれだけの時間がないし、あったとしても、教育分析を受けたいと思うほど相性のよい上級者に出会える機会は、(今の日本では) まだそれほど多くなかろう。

そういう個人的生活史にねざした個人的反応でなく、精神科医一般がおちいりやすい共有の反応として、2、3の場合をあげておこう。

重度の境界型人格障害の青年に対しての場合。少し熱心に治療しはじめると、しばしば次のような医師—患者関係がはじまる。このタイプの人格障害の人は、医師のみならず一般の親しい他人に対して、その両面性（アンビバレンス）を殆ど全くといってよいほど統合できない。だから、治療者の一寸した拒否に著しく敏感に反応する。反応するだけでなく、いとも容易にこれまでのポジチブな関係の記憶を忘却してしまう。それだけならよいが、治療者が今度は自分を攻めてくる存在に思える。そこで彼らは激怒、価値剥奪、妄想などで応戦してくる。ここにおいてもなお、治療者が気をとりなおし病人とラポールをとろうとすると、(カーンバークのいう empathic regression をおこした) 治療者は自分が病人を傷つけていないかという不安に苦しみだす。ところが、困ったことにそれこそが病人がひそかにおそれていたものだから、病人は（本来は知覚閾下にあるはずの）これらの感情が治療者の心中に生じたことを鋭く読みとる。単なる病人の「投影」として取りあつかえない事態がおこる。治療者と病人の自我境界があいまいとなる。

また、彼らのコントロールを失った爆発もまた、治療者の内心に不安を惹きおこす。どうしてよいかわからなくなる。カーンバークはかなり腕のある治療者でも一時期次のような逆転移をおこすといっている（Kernberg：Borderline conditions and pathological narcissism, Aranson, 1975）。

（a）病人の攻撃に対するマゾヒスティックな服従

（b）自分の治療家としての能力への、不当なまでの自信喪失

（c）第三者による非難を予想しての大げさな恐怖心

どれも私自身思いあたるふしがある。

精神療法を専業とする分析家だってそうなのであるから、初心の人々が人格障害的な人にどうしても接しなければならないとき、上のような反応がおこりうることを計算に入れ、おこったらすぐさま上級医師に話す。そういうふうにして慣れ、かつ対策をあみ出す。

逆転移のこの項でつけたすこと、あと２つ。

病人はある段階になると烈しく治療者を独占しようとし、それに応じない治療者を非難する。治療室以外での面接を強要してやまないことさえおこりうる。相手が女性である

場合、こちらの逆転移が病人の要求を受け入れさせることがありうる。いろいろの合理化で武装して。

ところで、治療者が病人に治療中「性愛」をおぼえたらどうしたらよいか。かつてはそのこと自体を不道徳として話題にすることさえ避けられたが、今日、外国の文献をみていると、治療者が病人にそのような感情をいだく事実を諸家は率直にみとめ、治療上の一課題とするまでになっている。もちろん精神分析医を登場させるこのごろの小説に出てくるほど劇的ではないが。

問題は、それに対しフロイトの言った禁欲で対するべきかどうかである。これについて近年アメリカの分析家の間で少し議論がある。要を得た解説としては、A. M. Nicholi, Jr. のものがある（Nicholi：The Harvard Guide to Modern Psychiatry, Belknap Harvard, 1978 の序章「医師患者関係」）。私は少なくとも治療中は禁欲的であるべきだと思う。しかし、治療終結した人との間の性愛についてはどうかと問われるなら、これは時代や文化を下敷きに考えるしかないのではないか。対等の個人対個人のことなのだから。ともあれこれからの精神療法家の負う一課題だろう。

逆転移の項の最後にふれるべきは、治療者が「同病相あわれむ」気持ちでする、病人への過度な同一視である。精神科、心療内科ないしはコメディカルという職業選択の動機の１つとして、意識的であれ無意識的であれ、精神的苦悩への同一視があると思う。いや、ひょっとすると「現実からの退却」に対するアフィニティもあるかもしれない。もちろんそれなくして病人への了解も畏敬もないのであって、その限りでは心の治療家たるための一条件としてむしろ大切なことかもしれないが、しかし少なくとも治療は、われわれの内なる健康な側面によってなされねばならない。もっとも、精神的に健康とは何か、むつかしい問題ではあるが。

４．治療中断者、転医希望者

治療者としてこちらが勢いこんでいても、途中でこなくなる人がいる。こういう人をどうするべきか。「原則として」追わない方がよい。初診のとき「来週来なさい」と言ったのに来ない人。これくらいはあまり気にならない。むこうも一寸寄ってみただけかもしれない。今かかっている先生と見くらべるために来たのかもしれない。大学病院では、ひょっとすると、医者が一般的に年若いので、再来を躊躇される病人もあるかもしれない。教育病院だから、それも仕方のないことだと思う。

しかし、再来院しない人に自殺が危ぶまれたり、ときには暴力が危ぶまれたりするときはどうか。たとえば、嫉妬妄想者で配偶者が相当肉体的暴力にさらされている。何とか外来でやれないかと思って薬を出したが、約束どおりに来ない。そういった場合、考えさせられる。病人の暴力を防ぐのは何も社会防衛のためばかりでない。一旦それがおこると病人の自負はいちじるしく傷つけられる。本人のためにも防ぎたい。しかし１回会っただけの人だと背景がわからない。ついつい手を出すのを躊躇する。

少し長くみている病人で再発のあやぶまれている人の突然の治療中断では、連絡しないわけにいかぬ場合が多い。事情も、初診だけの人とちがってわかっているから、決断しやすい。

突然の理由のない中断ではなくて「自分でやってみる、薬なしでやってみたい」と彼が言ってきたときはどうするか。統合失調症やパラノイアの場合をのぞけば、原則として「ひとまずの別れ」をしてよいだろう。ボクシングにならっていえば、第1ラウンドの終了である。治療者は病人がほんとうには良くなっていないことを知っていても、第１ラウンドのゴングをならさざるをえない。こういうときは第2ラウンドの開始を待つ。世界ランキングの戦いのように15ラウンドとはいわぬが、どうせ4、5ラウンドは神経症者とのたたかいの場合には必要なのだから、ときどき休むことは双方にとって必ずしもマイナスではない。一息いれるのである。

転医希望。理由のあるときは簡単である。たとえば東京へ転居するから紹介せよというとき。とくにそれがうつ病やてんかんで、「1人の」主治医がそれほど強く要請されぬ病気のときは、紹介しやすい。もっとも、紹介するとき適当な医師を思いうかべにくくて困ることがある。一番よいのは、そういう紹介は大学病院や精神病院でなく、神経科無床診療所がよいと思う。各都市にその数がだいぶ増えてきた。精神科医どうしの間でお互いの専門性がもう少しはっきりするとよいと思う。

理由のない転医希望への対処は案外むつかしい。先に述べた転移—逆転移が、本当には離れない方がよい2人をはなすことがある。先生よりB先生にかわってほしい。C大学へ紹介してほしい。こういうときはさしあたり「暫く考えてみよう」ということで、冷却期間をおいてはどうか。「私はこのままでよいと思うのだが」という言葉をくっつけて。そして早速、先にも述べたように、上級医師か同僚に相談する。

すでに少し深層への介入がなされているケースだったりすると、それからまた人格障害か軽症の統合失調症の人であったりすると、そしてまた、一旦転移性恋愛が成立していたりすると、治療者への憎悪は権利回復的様相をおびてきて、理不尽な要求に変質することもある。たとえば、一昨年の贈物をかえせ、などということになることもないわけではない。こういうときどうするのが「治療的」か。腹をたてであまりに即物的・事務的・常識的に処理するのでは治療的であるまい。

こういうときも同僚や上級医師に話す。そして彼らが一緒に考えてくれれば、百万の援軍である。こういうケースに対する対応に一定の原則はない。臨機応変にいくしかないだろう。

心の診療には、こうした対人関係の修羅場とでもいうべきシーンが、稀にだが、はさまる。薬物の使い方に習熟することも大事だが、われわれのアイデンティティはむしろそういう経験をどれくらい通りぬけてきたかということにある、と私は思う。一種の勲章である。逃げ腰にならない方がよい。

5．2、3カ月に一度の割でサマリーを

多忙だから、再診になると初診のように毎回サマリーをつけることはできない。しかし全体の流れはどこかで印象のあらたなうちに書きとめておくと、あとから読んで参考にできるし、その上、勉強にもなる。2カ月か3カ月おきにでも、ごく短く書いておいてはどうだろう。次はその一例である。

（Summary）治療開始後これでほぼ1年。はじめはstudent apathyと思ったが、それも高学歴女性のそれで珍しいケースと思ったが、1年の今日この診断について2つの疑問符を付さざるをえない。1つは、この人がこの1年間2週間おきに必ず来院したことである。こういうモチベーションはふつうapathy（or退去症）のものではない。第2の疑問は、この2、3カ月（不完全とはいえ）症状が動きだしたこと。それには当時（Dogmatyl 150mgの上に）加えた三環系抗うつ剤の少量が関係していないか。21歳の青年（女性）のうつ病とみられなくもない。しかも、大学1年のときも、2年のときも、4月と9月、つまり学期はじめにスランプがあった、と彼女は何度も言っていた。今少しこの点に注目して経過を追う。

6．初期治療と予後の関係

初期治療の良否は当然重要であろう。今後、初期治療の効果について論議がおこってもよいと思われる。うつ病などでは初期診断、初期治療の良否が経過を決める可能性がある。しかし、慢性うつ病、反復うつ病のなかには初期療法の適切さにもかかわらず、というケースがあるから、一概にいえない。むずかしいところである。今後の研究が待たれる。

ここにささやかだが、統合失調症の初発時の治療成績とその予後をみた殿村忠彦らの20年前の研究がある。少し引用させてもらおう。「初発時治療」に入念にかかわることが統合失調症の経過にかかわる可能性があるという、常識を裏づけるデータとして（殿村忠彦ら「分裂病の初回入院の治療の成績と経過との関係について」精神医学23巻、P. 777 - 785、1981）。

データがとられた病院は開設10年のベッド数百五十余の単科病院で、医師たちの殆どが10年間転任せず、したがってほぼ同一の診断基準、同一の治療哲学をもってやっていた病院である。どの病人のこともすべての医師が知っているといった、一種の家族性のある病院である。10年間の初診患者988名中「初めて治療をうけた」統合失調症は152名。非定型精神病とか人格障害は除いている。これについての調査では初回入院でよくなった人ほど、退院後4年時点での社会適応率が高い。まあ、これは当然予想できる当たり前のところである。

ただ興味のあるのは、初回入院でよくなったといっても完全寛解群と不完全寛解群との間に、退院後4年時点での社会適応の度合に差が全くないこと。ということは不完全寛解で退院しても、それからあと、もっと良くなりつづける可能性がある、ということである。また退院後2年時点では今1つはっきりしない社会適応を示していた人が、4年後にはよりよい適応を示す。少なくとも4年くらいまでは急いではいけないということになろうか。なお、殿村らのケースの場合、退院後も外来治療は続いていて、脱落例はごく少ない、ちなみに、ドイツのフーバーやグロスは統合失調症は発病5年後に大体安定し、それ以上悪い方向への変化はその後おこりにくいという。

もう1つ、殿村らのデータで気のつくのは、初発時の入院治療期間は予後良好群の方が長いということ。つまり早く退院させる方が社会適応がよいとは単線的にいえないこと。むしろある程度までの入院治療期間のあったケースの方が将来よいのかもしれないということ。ただし初発時入院の平均は10カ月であるから、長い方がよいと言っても、何年もということではない。

また、このデータに関するかぎり、再入院と予後も必ずしも関係ない。むしろ経験的には、初発時の主治医の治療の熱の入れ方と、最初の病的主観体験を確実に消すことがカギではないか、と殿村らは言っている。病院や治療の良否はときに早期退院率できそわれる感があるが、そしてそれはたしかに1つの大きな目安であろうが、もう1つの別の観点から治療の質を検討する方法があってもよいだろう。

経過研究はEBMにもっとも強く期待する領分だが、併列的にこういう1例報告的な研究にも味があるだろう、と思って紹介した。

あとがき

ここにしるしたのは、初心者の外来診察用の、しかもほんの手びきである。これ以上のことはどうか皆様方の傍にいて、私ほどに冗舌でない先輩たちから「盗んで」ほしい。言葉にならない部分は、そうしてもらうより仕方がない。

生物学的アプローチを専攻するにしろ、心理・社会的アプローチの方により多くの関心を抱くにしろ、精神科医や心療科医である以上、そのアイデンティティの中核の部分に「面接術」とでもいったものがあるだろう。面接術に関心のない心の医師というのは丁度、手術に関心を示さない外科医のようなものだろう。

私の個人的経験では、「診察室での面接術」を若いときから意識して磨いておくと、老人になっても役に立つ。学問とか研究という分野では時代とともに進歩して、テーマは当然にうつろうが、面接術の方は少々世相が変っても芯のところでは不変不滅である。昔から精神科医の経験を積むと「人間知」が増すといわれていたが、私の経験では残念ながらそういうことはなかったが、しかし診察室での面接術は年とともに上達することはまちがいないと思う。その意味で面接を苦手としないかぎり精神科医の晩年はそれほど貧困ではないだろう。

本書は『「改訂版」予診・初診・初期治療』（精神科選書1、診療新社刊、一九九七）を加筆修正し、改題したものです。

著 者

笠原　嘉（かさはら・よみし）

1928年、神戸市生まれ。1952年、京都大学医学部卒業。1963年、京都大学助教授。1972年、名古屋大学医学部教授。1991年、藤田保健衛生大学教授。
現在、桜クリニック院長、名古屋大学名誉教授、藤田保健衛生大学客員教授。

著書：『精神科医のノート』（1976，みすず書房）、『青年期』（1977，中公新書）、『退却神経症』（1988，講談社現代新書）、『軽症うつ病』（1996，講談社現代新書）、『新・精神科医のノート』（1997，みすず書房）、『精神病』（1998，岩波新書）『うつ病論の現在』（2005，星和書店，共著）、他多数。
訳書：ボス『精神分析と現存在分析論』（1962，みすず書房）、レイン『ひき裂かれた自己』（1971，みすず書房）、サルズマン『強迫パーソナリティ』（1985，みすず書房）、他多数。

精神科における 予診・初診・初期治療

2007年 2 月17日　初版第1刷発行
2024年10月11日　初版第8刷発行

著　者　笠　原　　嘉
発行者　石　澤　雄　司
発行所　株式会社 星　和　書　店
〒168-0074　東京都杉並区上高井戸1-2-5
電 話 03（3329）0031（営業部）／（3329）0033（編集部）
FAX 03（5374）7186（営業部）／（5374）7185（編集部）
http://www.seiwa-pb.co.jp
印　刷　株式会社三陽社
製　本　鶴亀製本株式会社

ISBN978-4-7911-0621-9